"健康龙江行动"宣传丛书

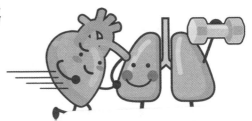

慢性阻塞性
肺疾病健康管理

U0320173

黑龙江省卫生健康委员会
黑龙江省疾病预防控制局　编
黑龙江省疾病预防控制中心

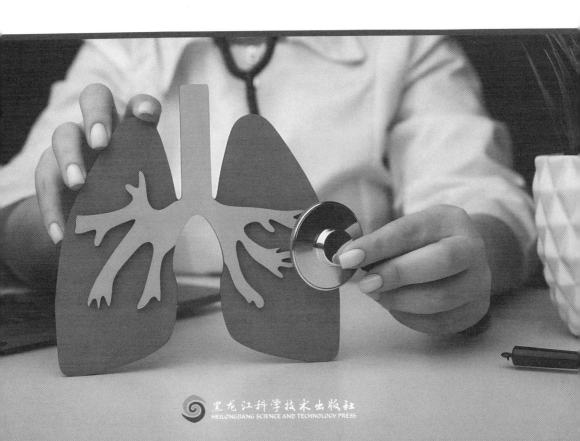

黑龙江科学技术出版社
HEILONGJIANG SCIENCE AND TECHNOLOGY PRESS

图书在版编目（CIP）数据

慢性阻塞性肺疾病健康管理 / 黑龙江省卫生健康委

员会 , 黑龙江省疾病预防控制局 , 黑龙江省疾病预防控制

中心编 . -- 哈尔滨 : 黑龙江科学技术出版社 , 2024.

12. -- （"健康龙江行动"宣传丛书）. -- ISBN 978-7

-5719-2669-4

Ⅰ . R563.9

中国国家版本馆 CIP 数据核字第 2024461EY3 号

慢性阻塞性肺疾病健康管理

MANXING ZUSEXING FEI JIBING JIANKANG GUANLI

黑龙江省卫生健康委员会　黑龙江省疾病预防控制局　黑龙江省疾病预防控制中心　编

责任编辑	许俊鹏　刘　路
封面设计	迟丽萍
出　　版	黑龙江科学技术出版社
	地址：哈尔滨市南岗区公安街 70-2 号　邮编：150007
	电话：（0451）53642106 传真：（0451）53642143
	网址：www.lkcbs.cn
发　　行	全国新华书店
印　　刷	哈尔滨午阳印刷有限公司
开　　本	787 mm × 1092 mm　1/16
印　　张	8.75
字　　数	140 千字
版　　次	2024 年 12 月第 1 版
印　　次	2024 年 12 月第 1 次印刷
书　　号	ISBN 978-7-5719-2669-4
定　　价	39.80 元

《慢性阻塞性肺疾病健康管理》

编委会

主　编　孙　巍　包名家　闫世春

副主编　周　勇　王　蕾　徐海龙　王志鹏　王　佳　秦爱萍

编　委（以姓氏笔画为序）

于　兰　王　佳　王　欣　王　蕾　王志鹏　王苡莉　王惠君　王智勇

田文静　代伟萍　兰　莉　闫　芳　闫世春　闫翠翠　刘书睿　刘旭东

安秀丽　许丽丽　李　众　李阳春　李雨泽　何伟丽　张世婷　张春美

张莉莉　陈海军　金春龙　周　勇　赵英男　赵健成　姜　虹　秦爱萍

徐　军　徐海龙　栾　添　黄　巍　崔晓明　梁静媛　董　锐　蒋志坚

程大伟　靳　林　薛政昊

前　言

　　慢性阻塞性肺疾病（Chronic Obstructive Pulmonary Disease，简称慢阻肺，COPD）是一种常见的、可预防和治疗的慢性气道疾病。慢阻肺以其持续气流受限为特征，伴有气道和肺部对有害气体或颗粒的慢性炎症反应增加。这一疾病不仅严重影响患者的生活质量，还是全球和我国死亡原因的重要组成部分。据统计，我国 20 岁及以上成人慢阻肺患病率为 8.6%，40 岁以上人群患病率更是高达13.7%，患者数量近 1 亿，社会医疗负担沉重。因此，提高公众对慢阻肺的认识，加强防治，显得尤为重要。

　　慢阻肺的形成并非一朝一夕，而是多种因素长期作用的结果。吸烟是导致慢阻肺的首要危险因素，烟雾中的有害物质会损害气道和肺泡，引发炎症反应。长期暴露在污染的空气、职业性粉尘中，以及反复的呼吸道感染等，也会增加患病风险。此外，遗传因素、年龄增长、肺生长发育不良等也与慢阻肺的发生密切相关。因此，慢阻肺的防治需要综合考虑多种因素，采取综合措施。

　　在慢阻肺的防治中，早期识别、早期诊断、早期治疗至关重要。慢阻肺的早期症状较为隐匿，往往表现为咳嗽、咳痰、胸闷或活动后气喘，很容易被忽视或被误以为是普通感冒或咳嗽。然而，一旦错过最佳治疗时机，等到确诊时，大多数患者的疾病已进展到中晚期，肺功能损害严重，治疗难度增加。因此，定期进行肺功能检查，以及时发现异常，是慢阻肺防治的重要手段。

　　除了早期干预，慢阻肺的规范化管理也是控制病情、减缓疾病进展的关键。这包括药物治疗、呼吸康复、氧疗、营养支持等多个方面。药物治疗方面，根据病情严重程度，患者可能需要长期使用支气管舒张剂、吸入糖皮质激素等药物，以缓解气促、减轻炎症。呼吸康复则通过呼吸训练、运动锻炼等方式，增强呼吸

1

肌力量，提高运动耐力，改善生活质量。对于晚期慢阻肺患者，长期家庭氧疗可提高生存率，减轻缺氧症状。营养支持则有助于维持体力和免疫力，促进康复。

在慢阻肺的防治中，患者及其家庭的支持作用不可或缺。患者家属通过阅读科普书籍，可以了解如何给予患者更好的照顾和鼓励，帮助患者树立战胜疾病的信心。家庭的温暖与支持在慢阻肺患者的康复之路上起着不可或缺的作用。同时，科普书籍还能提供实用的用药管理技巧，帮助患者按时、按量服药，养成良好的用药习惯。

环境因素对慢阻肺的影响也不容忽视。无论是室内还是室外的空气质量，都会对慢阻肺患者的健康产生影响。因此，改善室内空气质量，避免使用产生有害气体的燃料，定期开窗通风，保持空气流通，对于慢阻肺患者来说至关重要。在室外空气质量不佳时，患者应佩戴口罩出行，减少有害物质的吸入。

在慢阻肺的防治中，科普书籍扮演着重要的角色。它们不仅提供了慢阻肺的基本知识、病因、临床表现、诊断和治疗方案，还涵盖了患者日常生活中的自我管理技能，如休息、饮食、药物、氧疗、肺康复功能锻炼、运动、旅游、睡眠、营养、情绪与社交安宁等方面的指导。这些书籍宛如一位贴心的健康管家，为患者及其家人带来了希望与指引。

本书正是在这样的背景下编写的。我们力求通过通俗易懂的语言，全面系统地介绍慢阻肺的相关知识，提高公众对慢阻肺的认识和防治意识。本书涵盖了慢阻肺的定义、病因、临床表现、诊断、治疗、预防保健等多个方面，旨在为患者及其家庭提供科学、实用的指导。

在编写过程中，我们参考了大量的医学文献和专家共识，力求内容的准确性和权威性。同时，我们也注重实用性和可读性，通过问答形式等方式，使内容更加生动有趣，易于理解。我们希望本书能够成为慢阻肺患者及其家庭的必备健康指南，为他们在面对疾病时提供有力的支持。

最后，我们要感谢所有参与本书编写和审校工作的专家和学者，他们的辛勤付出使得本书得以顺利出版。由于编者水平有限，本书尚有不足之处，敬请各位读者给予批评指正。

编者

目　录

第一章　初识慢阻肺

1. 什么是慢阻肺？

慢性阻塞性肺疾病（简称慢阻肺，英文简称 COPD），是一种常见且影响深远的肺部疾病。这种疾病通常与长期的气道阻塞和肺部炎症有关，其症状包括咳嗽、痰多、呼吸困难等，这些症状会随着疾病的进展而逐渐加重。

慢阻肺的主要病因是吸烟，因为香烟中的有害物质会损伤气道上皮细胞，导致支气管功能异常，进而破坏肺部弹力纤维。此外，长期暴露在空气污染较重的环境、吸入粉尘或化学烟雾，以及基因异常，都可能增加患慢阻肺的风险。

慢阻肺的典型症状包括长期咳嗽、胸闷气促。咳嗽可能迁延多年，痰液通常为白色黏液，有时在急性加重时可能变为脓性黏液。呼吸困难是慢阻肺的另一个重要症状，特别是在活动时症状会明显加重。随着病情的进展，患者可能在日常活动甚至休息时都会感到呼吸困难。

除了上述的呼吸道症状，慢阻肺还可能引发其他全身性症状，如精神萎靡、体重下降、食欲减退等。在疾病后期，患者还可能出现低氧血症和高碳酸血症，进而并发慢性肺源性心脏病和右心衰竭。

由于慢阻肺对患者的日常生活和健康状况造成严重影响，因此及早诊断和治疗至关重要。治疗慢阻肺的方法包括戒烟、避免污染环境、药物治疗、氧疗、康复训练等。同时，患者还应注意保持良好的生活习惯，如均衡饮食、适度锻炼等，以提高生活质量并减缓疾病的进展。

总之，慢阻肺是一种严重的肺部疾病，需要患者和医生共同努力来管理和控制。通过积极治疗和调整生活方式，患者可以减缓疾病的进展，提高生活质量。

2. 中国慢阻肺流行情况如何？

慢阻肺的死亡率不仅居世界各国之首，40 岁及以上人群的患病率也是全球之最，而且这些年来患病数据有增无减。由王辰院士团队完成并于 2018 年 4 月 10 日在国际权威杂志《柳叶刀》上发表的首项"中国成人肺部健康研究"大规模人群研究结果显示，我国慢阻肺患者已经有约 1 亿人，20 岁以上人群患病率高达 8.6%，40 岁以上人群患病率为 13.7%，60 岁以上人群患病率已超过 27%。年龄越大，慢性阻塞性肺疾病患病率越高，且 40 岁以上人群在短短十余年间（2002—2015）患病率激增了 67%。这一趋势表明，随着中国社会老龄化程度的加深，慢阻肺的防控形势将更加严峻。

值得注意的是，吸烟和高 PM2.5 浓度是慢阻肺发病的两大主要因素。在中国，吸烟人群庞大，同时空气污染问题也不容忽视。这两大因素的叠加使得中国慢阻肺的防控工作面临巨大挑战。

此外，中国慢阻肺患者的知晓率和治疗率仍然较低。虽然近年来有所提高，但与发达国家相比仍有一定差距。这导致许多患者在疾病早期未能得到及时诊断和治疗，从而错失了最佳治疗时机。因此，提高群众对慢阻肺的认识，积极预防，接受早诊断、早干预、早治疗刻不容缓。

综上所述，中国慢阻肺流行情况严重，需要政府、医疗机构和社会各界共同努力，加强慢阻肺的防控工作。提高公众对慢阻肺的认识和重视程度、加强早期诊断和治疗、推广健康生活方式等措施，可降低慢阻肺的发病率和死亡率，提高患者的生活质量。

3. 什么人群易患慢阻肺？

慢性阻塞性肺疾病（COPD）的主要危险因素是吸烟，但其他环境暴露如生物质燃料暴露和空气污染可能也有影响。除了暴露外，宿主因素也使个体易于患慢性阻塞性肺病。因此，容易得慢性阻塞性肺疾病的人群包括：

（1）长期吸烟或接触二手烟的人：吸烟或二手烟是引发慢阻肺的最危险因素，也是最常见因素，因此吸烟的人群一定要高度警惕，尤其是有烟瘾的 40 岁以上的人。当吸烟者出现长期性的慢性咳嗽、咳痰等情况，并伴有间歇性的胸闷气短时，则可能是慢阻肺的前兆，需要立即就医诊治。

（2）在工作场所或家庭中暴露于粉尘、烟雾或化学品的人：经常处于粉尘环境中的人员，以及生活在空气污染地区的人群，也是慢阻肺的高发人群。由于粉尘经由呼吸道进入肺部后，会对呼吸道和肺部造成永久性的损伤，继而引发肺部发生慢性炎症。如果未及时治疗，随着病情发展，慢性炎症就会发展为慢阻肺。另外，长期从事燃烧生物燃料的人群也比较容易发生慢阻肺。这种情况一般多发生于农村，由于长期烧柴火或草类，所以呼吸道极易被柴草和烟草产生的烟雾刺激，从而造成肺部损伤，导致慢阻肺。

（3）患有其他原发病的人群：如先天性肺部发育异常者、自身免疫性疾病的人群以及患有特殊慢性疾病的人群等，都极易因原发病转移或恶化而引发慢阻肺。

4. 你知道世界慢阻肺日是哪天吗？

据世界卫生组织（WHO）估计，慢阻肺为世界第四大致死原因，次于心脏病、脑血管病和急性肺部感染，与艾滋病一起并列第 4 位，但至 2020 年可能上升为世界第三大致死原因。为此，全球慢性阻塞性肺疾病创议组织（GOLD）倡议设立世界慢阻肺日，自 2002 年起，在每年 11 月第三周的周三举行世界慢性阻塞性肺疾病日纪念活动。首次世界慢阻肺日的主题为"提高疾病知晓度"，并提出了"为生命呼吸"的口号，目的在于提高公众对慢阻肺作为全球性健康问题的了解和重视程度。2023 年 11 月 15 日是第 22 个世界慢阻肺日，主题是"肺系生命，刻不容缓"，旨在帮助人们提高对慢阻肺的认识，改善慢阻肺的诊断、治疗情况。慢阻肺是最常见的慢性气道疾病，保持肺部健康是生命健康不可或缺的一部分，也是健康中国 2030 行动计划中的重要部分。

5. 慢阻肺死亡风险高吗？

尽管慢阻肺患者人数庞大，但人们对这个疾病的知晓率很低。据中国居民慢阻肺监测报告，慢阻肺患者自身的患病知晓率仅为 0.9%。换句话说，很多人已经患病了，自己却根本不知道有这样一个疾病的存在。

慢阻肺会悄然尾随患者数年最终导致死亡，被称为"沉默杀手"。我国每年有近100万人死于慢阻肺，慢阻肺已成为我国居民第三大疾病死亡原因。慢阻肺早期症状不明显，一些患者只有轻微的慢性咳嗽、咳痰症状，很多人觉得因为吸烟或感冒等，"有点咳嗽、咳点痰"很正常，殊不知，这可能已经是慢阻肺早期的表现了。随着疾病的进展，慢阻肺的症状会逐渐加重，患者感到持续的胸闷、气喘、呼吸困难，往往认为是自己"缺乏锻炼"或者"年纪大了"的原因，没有及时检查、治疗。如果慢阻肺控制不好，逐渐进展可引起慢性呼吸衰竭、肺源性心脏病，甚至危及生命。

6. 吸烟对慢阻肺有哪些影响？

吸烟对慢阻肺有严重的影响，这种影响是多方面的，从生理机制到疾病发展，都会因为吸烟而加剧。

首先，我们要明白慢阻肺是一种影响肺部功能的疾病，它会使呼吸变得困难。吸烟是导致慢阻肺的主要原因之一。烟草中的有害物质，如焦油、尼古丁等，它们就像是"坏家伙"，会破坏我们气道上的细胞，使我们的肺部弹性变差。这样一来，我们的气道就会发炎，变得很容易受刺激，稍微一点小刺激就会导致咳嗽或者气喘。

其次，吸烟还会加重慢阻肺的症状。已经患有慢阻肺的人如果继续吸烟，烟雾中的有害物质会进一步刺激呼吸道，使得咳嗽、咳痰、呼吸困难等症状更加严重。同时，吸烟也会使病情恶化，增加治疗难度，延长康复时间。

此外，吸烟还会让我们的体力变差。慢阻肺患者的肺部功能已经受损，吸烟会进一步加剧这种损伤，使得人体在运动时的氧气供应不足，运动耐量下降。

最后，吸烟还会对血管造成损伤。吸烟产生的一氧化碳会破坏血管壁上的细胞，影响血液的正常流动，可能诱发其他心血管疾病。

因此，吸烟对慢阻肺的影响是多方面的，它不仅会加重病情，还会影响患者的日常生活和运动能力。为了保持健康，预防和治疗慢阻肺，戒烟是非常必要的。对于已经患有慢阻肺的人来说，更应该坚决戒烟，以减轻症状，延缓病情进展。同时，保持良好的生活习惯，合理饮食，适度运动，也有助于改善肺部功能，提高生活质量。

7. 空气污染与慢阻肺有什么关联?

随着工业化进程的加快和城市化水平的提高，空气污染问题日益突出，对人们的健康造成了严重威胁。其中，慢阻肺作为一种常见的呼吸系统疾病，与空气污染的关系尤为密切。

空气污染，这一看似无形的杀手，实则潜伏在我们生活的每一个角落。工业排放、汽车尾气、农业活动等，这些都是造成空气污染的主要源头。这些有害物质不仅使天空变得灰蒙蒙的，更对我们的呼吸系统造成了巨大的伤害。长期暴露在这样的环境中，人们的肺部会受到严重的损伤，进而增加患上慢阻肺的风险。

近年来，越来越多的研究表明，空气污染与慢阻肺之间存在着密切的关联。空气中的有害物质，如颗粒物、二氧化硫等，会深入我们的肺部，引发炎症反应，从而加重慢阻肺的病情。长期暴露在高浓度颗粒物的环境下，人体更容易患上慢阻肺。

此外，空气中的其他化学物质，如挥发性有机化合物、臭氧等，还可能诱发COPD急性加重事件，加速疾病进展，并增加心血管疾病和肺癌等并发症的风险，从而加重患者的病情和预后。研究表明，高水平的空气污染不仅会影响COPD的治疗效果，还可能导致更高的死亡率。

总之，空气污染与慢阻肺的关联是一个复杂而严峻的问题。它需要我们全社会的共同努力和持续关注。只有通过改善环境质量、加强健康教育等措施，我们才能有效缓解慢阻肺症状、保护人们的健康。让我们携手共进，为构建一个更加美好、宜居的社会而努力。

8. 慢阻肺会遗传给下一代吗?

慢阻肺，这一常见的呼吸系统疾病，常常让人担忧它是否会遗传给下一代。确实，遗传因素在慢阻肺的发病中占据了一定的地位，但它并非决定性的因素。

首先，遗传因素在慢阻肺的发病中确实起到了一定的作用。一些人体内可能存在缺陷的蛋白质，会破坏肺泡结构，从而增加患上慢阻肺的风险。但这并不意味着只要家族中有慢阻肺患者，就一定会遗传给下一代。环境因素同样重要，如吸烟、空气污染、炎症感染等都可能引发或加重慢阻肺。慢阻肺的遗传模式并不是单一的，它可能受到多个基因的共同影响。在临床表现上，慢阻肺患者常出现咳嗽、咳痰、呼吸困难等症状，这些症状会随着病情的进展而加重，严重影响患者的生活质量和健康状况。

那么，如何预防和治疗慢阻肺呢？首先，戒烟是预防慢阻肺的关键措施。吸烟是慢阻肺发病的重要因素，戒烟可以有效降低患病风险。其次，避免长时间暴露在污染严重的环境中，如减少接触粉尘、化学烟雾等。同时，保持健康的生活方式，如规律作息、均衡饮食、适当锻炼等也有助于预防慢阻肺。对于已经患上慢阻肺的患者，应积极配合医生接受治疗，定期进行肺功能检查。通过规范化治疗，可以有效缓解症状，提高生活质量。

总之，遗传因素在慢阻肺的发病中确实存在，但它并非决定性的因素。通过改善生活方式、避免环境污染以及积极治疗，我们可以有效预防和管理这一疾病。让我们共同关注慢阻肺，守护呼吸健康。

⑨ 9. 气候与慢阻肺疾病有什么关系？

环境温度和湿度等气象因素可能会诱发 COPD 的发生、发展。

气候，这个我们日常生活中常听到的词汇，其实涵盖了温度、降水、风向等多个复杂因素。而慢阻肺，一种常见的呼吸系统疾病，与气候之间存在着微妙而重要的关系。

当气温骤降，空气湿度增大，或者风力增强时，慢阻肺患者的症状往往会加重。这是因为这些气候因素可能加剧呼吸道的炎症反应，使得患者呼吸困难更为严重。

气候对慢阻肺的影响是多方面的。例如，冬季的寒冷天气和干燥空气可能刺激呼吸道，导致慢阻肺患者咳嗽，呼吸困难加剧。而夏季的潮湿和高温则可能加重患者的疲劳感和不适感。此外，风向和风速也可能影响慢阻肺的病情，如沙尘暴或花粉过敏季节，都可能使慢阻肺患者的症状恶化。

然而，气候并非完全对慢阻肺患者不利。一些温暖湿润的气候环境，如海滨或山区，可能有助于缓解慢阻肺的症状。这是因为这些地方的空气通常更为清新，湿度适中，有利于呼吸道的健康。

总的来说，气候与慢阻肺之间存在着密切的关系。了解并适应气候的变化，合理利用气候资源，对于慢阻肺患者来说是非常重要的。在寒冷或干燥的季节，患者应注意保暖和保湿；在花粉过敏季节，应尽量避免外出或采取防护措施。同时，选择适宜的气候环境居住，也是预防和治疗慢阻肺的一种有效方式。

10. 儿童也会患慢阻肺吗？

慢性阻塞性肺疾病（COPD）通常被认为是一种影响成年人的疾病，主要由吸烟引起。然而，虽然在儿童中患上典型的 COPD 的情况相对罕见，但是儿童也可能患有类似的肺部疾病。

（1）支气管哮喘：哮喘是儿童中最常见的慢性呼吸道疾病之一。哮喘是由气道炎症引起的，导致气道痉挛和黏液分泌增多，表现为呼吸困难、咳嗽、喘息等症状。虽然哮喘和 COPD 有所不同，但在儿童中可能表现出类似的呼吸困难和气道狭窄。

（2）支气管扩张症：支气管扩张症是一种罕见的儿童肺部疾病，特点是气道扩张和黏液潴留，导致呼吸困难、咳嗽和反复呼吸道感染。在严重的情况下，支气管扩张症可能导致气道永久性损伤。

（3）囊性纤维化：囊性纤维化是一种常见的遗传性疾病，通常在儿童时期就会出现症状。囊性纤维化会导致黏液在肺部和其他器官中积聚，影响呼吸功能，表现为呼吸困难、反复呼吸道感染等症状。

（4）先天性肺部疾病：一些先天性肺部疾病，如支气管发育不良、先天性肺囊肿等，也可能在儿童时期表现出呼吸困难和肺功能受损的症状。这些疾病可能由多种因素引起，包括遗传因素、环境因素（如空气污染）、过敏原以及呼吸道感染等。

总的来说，尽管儿童患上典型的 COPD 的情况较为罕见，但儿童患有类似的慢性气道疾病的可能性是存在的。

11. 海拔越高越易患慢阻肺吗？

海拔高并不会直接导致更容易患上慢阻肺（COPD）。慢阻肺的主要原因是长期暴露于吸入性刺激物，如烟草烟雾、空气污染等，导致肺部气道炎症和气道阻塞。因此，患上慢阻肺的主要风险因素是吸烟和长期暴露于其他有害气体和颗粒物。海拔与慢性阻塞性肺疾病（COPD）之间存在一定的关系，但并非简单的因果关系。高海拔地区可能会对已患有 COPD 的人群产生一定的影响。

（1）氧气含量减少：高海拔地区氧气含量较低，可能导致人体需要更多氧气来维持正常生理功能。对于患有 COPD 的人来说，本身肺功能就已经受损，更少的氧气可能使症状加重。

（2）气压变化：高海拔地区的气压较低，可能对呼吸系统造成额外负担，尤其是对于患有呼吸系统疾病的人群来说，可能会加重症状。

（3）气候条件：高海拔地区的气候条件通常干燥、寒冷，可能刺激呼吸道，导致症状加重。

（4）高原反应：对于不适应高海拔环境的人来说，可能会出现高原反应，包括呼吸困难、头痛、乏力等症状，这些症状可能加重已有的呼吸系统疾病。

因此，并非所有生活在高海拔地区的人都会患上慢性阻塞性肺疾病，而且高海拔地区的人们可能会采取适应措施来减少患病风险。总的来说，高海拔地区可能会增加患上慢性阻塞性肺疾病的风险，但这并非唯一因素，其他因素也需要考虑。

🔖 12. 慢阻肺可以治愈吗？

慢性阻塞性肺疾病（COPD）目前无法被完全治愈，因为它通常是由长期暴露于有害气体或颗粒物（如烟草烟雾、空气污染等）中引起的肺部慢性炎症所致。然而，尽管无法治愈，但可以通过不吸烟、避免空气污染和接种疫苗来改善症状，可以通过药物、氧气和肺部康复进行治疗。以下是一些常见的治疗方法和管理措施：

（1）药物治疗。①支气管扩张剂：包括吸入式 β2- 激动剂（如沙丁胺醇、托特罗林等）和长效抗胆碱药物（如噻托溴铵、氨托溴铵等），用于扩张气道，减轻呼吸困难。②类固醇：用于减轻肺部炎症和减少黏液产生。③磷酸二酯酶 -4 抑制剂：如罗非特罗，可减少肺部炎症和支气管痉挛。④抗生素：用于治疗 COPD 急性加重时的感染。⑤其他药物：如黏液溶解剂、镇咳药等。

（2）呼吸康复。通过运动训练、营养指导、教育等多种手段，帮助患者改善肺部功能、增强体能和提高生活质量。

（3）氧疗。对于严重的COPD患者，氧疗可以帮助提供足够的氧气，减轻呼吸困难和疲劳。

（4）手术治疗。①肺移植：对于极为严重的COPD病例，可能需要进行肺移植手术。②肺减容手术：通过手术去除部分肺组织，减轻肺部过度膨胀，改善呼吸功能。

（5）避免致病因素。①戒烟：戒烟是治疗COPD最重要的一环，可以有效减缓疾病进展。②避免空气污染：尽量避免暴露在空气污染严重的环境中。③定期接种流感疫苗：可以减少COPD患者感染流感的风险。

尽管COPD目前无法被完全治愈，但通过积极的治疗和管理，可以有效地控制症状和减缓疾病进展，从而提高患者的生活质量和预期寿命。早期诊断、积极治疗和健康的生活方式对于COPD患者至关重要。

13. 年轻人得了慢阻肺怎么办？

年轻人如果被诊断患有慢性阻塞性肺疾病（COPD），以下是一些治疗建议和措施：

（1）吸烟戒断：如果患者是吸烟者，戒烟是最重要的治疗措施之一。吸烟是导致COPD的主要原因之一，戒烟可以减缓疾病的进展。

（2）遵循医生的治疗方案：年轻人患有COPD可能需要长期的药物治疗，包括支气管扩张剂、类固醇等。遵循医生的治疗方案，按时服药非常重要。

（3）肺康复：参加肺康复计划可以帮助年轻人改善肺功能、增强体能、提高生活质量。肺康复包括运动训练、营养指导、呼吸训练等。

（4）避免室内和室外污染：年轻人患有COPD需要尽量避免吸入有害气体和颗粒物，如污染的空气、化学物质等。

（5）定期复诊：定期复诊可以帮助医生监测疾病的进展，及时调整治疗方案。

（6）健康生活方式：保持健康的生活方式，包括均衡饮食、适量运动、保持正常体重等，有助于控制症状、减缓疾病进展。

（7）心理支持：COPD可能对患者的心理健康产生影响，因此寻求心理支持和心理咨询也很重要。

总之，年轻人患有COPD虽然较为罕见，但仍需要积极治疗和管理。遵循医生的建议，保持健康的生活方式，定期复诊，积极参与康复计划，可以帮助年轻人有效控制症状、减缓疾病进展，并提高生活质量。

14. 老年人得了慢阻肺会影响寿命吗？

慢性阻塞性肺疾病（COPD）是一种慢性疾病，会导致肺部气流受限，通常由吸烟引起，是一种常见的老年人呼吸道疾病。得了这个病，简单来说，就是肺部的气管道受到了慢性炎症的影响，变得狭窄，导致气流不顺畅，呼吸困难。这个问题是不可逆的，也就是说，病情会随着时间的推移而逐渐加重。老年人患有COPD可能会影响寿命，具体影响取决于疾病的严重程度、治疗情况以及患者的整体健康状况。COPD会导致肺部功能下降、呼吸困难、体力下降、容易感染等问题，这些都可能影响老年人的生活质量和寿命。严重的COPD可能导致并发症，如肺心病、肺部感染等，加重病情，进一步影响寿命。然而，通过积极的治疗和管理，可以减缓COPD的进展，缓解症状，提高生活质量，延长寿命。包括戒烟、药物治疗、吸氧疗法、康复训练等在内的综合治疗方案可以帮助患者更好地控制病情，延长生存时间。饮食上也要注意，要吃一些容易消化、营养丰富的食物，多吃蔬菜水果，保持良好的饮食习惯。同时，保持乐观的心态，避免过度劳累和情绪波动，这些都有助于身体的恢复和健康。因此，老年人患有COPD时，重要的是及时就医、积极治疗，并采取措施控制疾病，以提高生活质量和延长寿命。定期随访医生，遵循医嘱，保持积极的生活态度也是非常重要的。

15. 使用不同生物燃料与慢阻肺之间有什么关系？

生物燃料的燃烧会产生空气污染，其中包括细颗粒物（PM2.5）和臭氧等有害物质。长期暴露于这些空气污染物中可能会增加患慢性阻塞性肺疾病（COPD）的风险。特别是在一些发展中国家，使用生物燃料（如木炭、柴火等）作为主要的烹饪和取暖能源是常见的，这会导致室内空气质量下降，加剧呼吸道疾病的发生率。以下是生物燃料使用与慢阻肺患病之间的关系：

（1）室内空气污染：生物燃料燃烧时，尤其是在通风不良的室内环境中，会产生大量细小的颗粒物和有害气体，如一氧化碳、二氧化硫和氮氧化物等。这些污染物可以直接损害肺部组织，引发炎症反应，长期吸入后可能导致慢性呼吸道疾病，包括慢阻肺。

（2）慢性炎症：生物燃料燃烧产生的颗粒物可以深入肺部，引起慢性炎症，这种炎症反应是慢阻肺发病的一个重要环节。长期的慢性炎症刺激会导致气道狭窄和肺功能下降。

（3）气道阻塞：颗粒物和有害气体的长期暴露，会加速气道上皮细胞的损伤和修复过程，导致气道重塑和纤维化，从而加重气流受限，这是慢阻肺的典型病理特征。

因此，使用不同的生物燃料可能会与患慢阻肺疾病之间存在一定的关系。为了减少患病风险，可以考虑采用清洁能源替代传统的生物燃料，同时保持室内空气清洁，定期通风以及采取其他防护措施。此外，对于已经患有 COPD 的患者，避免暴露在空气污染物中也是非常重要的。

16. 结核病患者容易得慢阻肺吗？

结核病患者在治疗过程中可能会出现肺功能损害，这种损害可能导致慢性阻塞性肺病（COPD）的发展。以下是一些关于结核病患者易患慢阻肺的主要原因：

（1）肺组织损伤：结核病是一种肺部感染性疾病，治疗过程中使用的抗结核药物和炎症反应可能会导致肺组织损伤。这种损伤可能导致气道狭窄和气道阻塞，进而发展为慢性阻塞性肺病。

（2）肺功能减退：结核病患者在治疗期间或治愈后可能会出现肺功能减退，包括气流受限和肺活量减少。这种肺功能减退是慢阻肺的一个主要风险因素。

（3）炎症反应：结核病引起的慢性炎症反应可能导致气道壁增厚和气道狭窄，从而增加患者发展慢阻肺的风险。

（4）合并感染：结核病患者由于免疫系统受损，容易合并其他呼吸道感染，这些感染可能导致肺部疾病的进展，包括慢性阻塞性肺病。

（5）共同危险因素：结核病和慢阻肺患者通常有一些共同的危险因素，比如长期吸烟、空气污染暴露、营养不良等，这些因素也会增加患慢阻肺的风险。

因此，结核病患者在治疗和康复过程中需要密切监测肺功能，并采取措施减少患慢阻肺的风险，比如戒烟、避免空气污染暴露、保持良好的营养状况等。预防并及时处理可能导致慢阻肺发展的并发症和并发病，及早干预和治疗可以降低患者发展慢阻肺的风险。

17. 哪些职业暴露会增加慢阻肺患病的风险？

慢阻肺（COPD）通常与长期吸入有害气体和颗粒物有关。以下是一些职业暴露可能会增加患慢阻肺风险的行业和工作环境：

（1）煤矿工人和煤炭工业工作者：长期暴露于煤尘和煤矿气体中的工人，如煤矿工人、煤炭开采工人等，可能面临患慢阻肺的风险。

（2）农民：农民在农业作业中可能暴露于化肥、农药、粉尘等有害物质中，增加患慢阻肺的可能性。

（3）建筑工人：建筑工人长期暴露于粉尘、有害化学物质和有毒气体中，如石棉、硅尘、焊接烟雾等，可能导致慢阻肺。

（4）焊工和金属加工工人：暴露于焊接烟雾、金属粉尘和有害气体中的工人，如焊工、金属加工工人等，也面临患慢阻肺的风险。

（5）木工和家具制造工人：长期暴露于木尘、油漆气味等有害物质中的木工和家具制造工人，可能增加患慢阻肺的风险。

（6）矿工和金属冶炼工人：在矿山和金属冶炼领域工作的人员，可能暴露于有害气体和金属粉尘中，增加患慢阻肺的危险。

总的来说，任何长期暴露于有害气体、颗粒物和化学物质的工作环境都可能增加患慢阻肺的风险。因此，这些职业群体需要采取有效的防护措施，如佩戴防护口罩、通风设备等，以减少有害物质对呼吸系统的损害。

第二章　慢阻肺识别与诊断

1. 慢阻肺有哪些典型症状?

慢性阻塞性肺病(简称慢阻肺)由于起病缓慢,病程较长,早期可能没有明显的自觉症状。随着疾病的发展,其典型症状有长期慢性咳嗽、咳痰,清晨时咳嗽明显,痰液一般为白色黏痰或浆液泡沫性痰,偶可带血丝,急性发作期痰量会较平时增多,痰液的颜色由白色变为黄色,痰液的黏稠度也会增加。疾病早期病人在较剧烈活动时会出现气短或呼吸困难,患者常将呼吸困难描述为"呼吸费力、气不够用或喘息",随着疾病发展逐渐加重,以致在日常活动,如穿衣或做饭,甚至休息时也感到气短、呼吸困难,这是慢阻肺的标志性症状。部分病人特别是重度病人或疾病急性加重时会出现喘息、胸闷等症状,进入疾病晚期病人会出现体重下降、食欲减退、疲乏虚弱等。

2. 慢阻肺病早期症状有哪些?

慢阻肺早期症状因人而异,可以没有明显的自觉症状。疾病初期为轻度的慢性咳嗽,尤其是在早晨,咳嗽会随疾病进展逐渐加重。咳嗽通常伴随有痰的产生,早期痰可能是清涕状,但逐渐会变得黏稠、黄绿色。可能会感到气促、呼吸困难,尤其是在进行日常活动或体力劳动时。初期,这种呼吸困难的症状可能只在剧烈活动时出现,随着疾病的进展,呼吸困难的症状可能会在轻度活动或静息状态下出现。

3. 哪些人群应该特别关注慢阻肺的筛查?

任何具有呼吸困难、慢性咳嗽和 / 或咳痰、或有慢阻肺相关危险因素暴露的人员,均应考虑慢阻肺的诊断,需进一步进行吸入支气管扩张剂后的肺功能检查以明确诊断。慢性阻塞性肺病全球倡议组织(GOLD)发布的"2020 版慢性阻塞性肺疾病诊断、治疗和预防全球策略报告(GOLD 2020)"推荐,年龄≥ 40 岁,且具有任何一种危险情况的人,均为慢阻肺的高危人群,应接受进一步的肺功能检查。GOLD 2020 所列的危险情况包括以下 6 个:

(1)呼吸困难:进行性加重,通常在活动时加重,持续存在。

(2)慢性咳嗽:可为间歇性或无咳嗽,反复喘息。

(3)慢性咳痰:可为任何类型的慢性咳痰。

(4)反复下呼吸道感染。

(5)接触危险因素:宿主因素(如遗传因素、先天或发育异常等),吸烟、职业粉尘和化学物质,家中烹调时产生的油烟或燃料产生的烟尘。

(6)慢阻肺家族史和 / 或儿童时期因素。

由于慢阻肺在 40 岁以下人群中并不罕见,且近年研究发现更多慢阻肺的危险因素,我国《慢性阻塞性肺疾病基层诊疗指南(2018 年)》将具有以下任何一项及以上特征的人群定义为慢阻肺高危人群:

(1)年龄≥ 35 岁。

(2)吸烟或长期接触"二手烟"污染。

(3)患有某些特定疾病,如支气管哮喘、过敏性鼻炎、慢性支气管炎、肺气肿等。

(4)直系亲属中有慢阻肺家族史。

(5)居住在空气污染严重地区,尤其是二氧化硫等有害气体污染的地区。

(6)长期从事接触粉尘、有毒有害化学气体、重金属颗粒等工作。

(7)在婴幼儿时期反复患下呼吸道感染。

(8)居住在气候寒冷、潮湿地区以及使用燃煤、木柴取暖。

(9)维生素 A 缺乏或者胎儿时期肺发育不良。

(10)营养状况较差,体质指数较低。

4. 哮喘和慢阻肺如何区别?

支气管哮喘和慢阻肺都属于呼吸系统疾病,但两者有很大区别,主要包括发病群体、发病年龄、病因、临床表现等各方面。支气管哮喘的发病群体主要以年轻人为主,也存在少量的老年人,多在儿童或青少年时期发病,且大多数病人属于过敏体质;而慢阻肺的发病群体多为老年人,多于中年后发病,并且男性的发病率大于女性。支气管哮喘一般是由感冒或者春季接触花粉、猫毛等过敏原诱发;而慢阻肺多有长期吸烟史及呼吸道有害气体、颗粒接触史。哮喘发作时一般表现为喘息、呼吸困难;慢阻肺有长期咳嗽咳痰、气短、呼吸困难、胸闷等临床表现。

5. 为什么说慢阻肺患者会气流受限?

气道、肺实质和肺血管的慢性炎症是慢阻肺的特征性改变。小气道病变,包括小气道炎症、小气道纤维组织形成、小气道管腔黏液栓等,使小气道阻力明显升高。肺气肿病变,使肺泡对小气道的正常拉力减小,小气道较易塌陷,同时肺气肿使肺泡弹性回缩力明显降低。这种小气道病变与肺气肿病变共同作用,造成慢阻肺特征性的持续性气流受限。

6. 气流受限的评估有哪些级别?

根据肺功能中 FEV_1 占预计值的百分比,将慢阻肺患者气流受限的严重程度分为 4 级,级别越高,肺功能越差。

表 1 肺通气功能障碍的程度分级

肺功能分级	气流受限程度	FEV_1 占预计值的百分比
GOLD1 级	轻度	≥80%
GOLD2 级	中度	50%~79%
GOLD3 级	重度	30%~49%
GOLD4 级	极重度	<30%

注: FEV_1 指第 1 秒用力呼气容积。

7. 什么是6分钟步行试验？

6分钟步行试验（6MWT）是临床用于测量心肺功能的常用方法之一，即测定患者6分钟内在平坦、硬地上快速步行的距离。适用于如慢阻肺、心力衰竭、肺切除等治疗前后疗效的观察，也可用于评价慢阻肺、肺纤维化、心力衰竭等患者的功能状态。但是对于1个月内发生过不稳定心绞痛或心肌梗死的患者绝对禁止应用，对于平静时心率超过120次/min，收缩压超过180mmHg，舒张压超过100mmHg的患者，必要时在确保安全的情况下可以应用。6分钟步行试验应该在室内进行（天气适宜，也可在室外），患者穿着舒适，沿着一条封闭的、长而直的平坦走廊进行，患者要在6分钟之内步行尽可能远的距离，必要时可以放慢速度、停下来或休息，但应尽快完成试验。在6分钟内步行距离越远，6MWT级别越高，证明心肺功能相对越好。

表2 6MWT分级

6MWT分级	步行距离
I	<300m
II	300~375m
III	375~450m
IV	>450m

8. 如果怀疑得了慢阻肺，应该做哪些检查？

肺功能检查是慢阻肺诊断的金标准，是判断持续性气流受限的主要客观标准，重复性较好，对慢阻肺的诊断、严重程度评估、疾病进展、预后及治疗反应均有重要意义。气流受限是以 FEV_1 占用力肺活量 FVC 的百分比（FEV_1/FVC）和 FEV_1 占预计值百分比降低来确定的。除此之外，还需要做胸部X线检查和胸部CT检查来确定肺部并发症，如气胸、肺炎等，以鉴别其他肺部疾病。血氧饱和度和血气分析检查可以监测病情变化，如果血氧饱和度低于92%，应进行血气分析检查以明确是否出现呼吸衰竭。

9. 什么是肺功能检查?

肺功能是呼吸系统通气和换气等功能的总称,可运用特定的手段和仪器对受试者的呼吸功能进行检查和评价。临床常用技术包括:肺通气功能检查、肺弥散功能检查、支气管激发试验、支气管舒张试验、气道阻力检查、运动心肺功能检查等。其中以肺通气检查最为常用,支气管舒张试验是在通气功能检查基础上比较吸入支气管舒张剂前后的通气功能指标变化。肺功能检查是慢阻肺诊断的金标准,是判断持续性气流受限的主要客观标准。吸入支气管扩张剂后,$FEV_1/FVC<70\%$ 可确定为持续气流受限,根据肺功能中 FEV_1 占预计值的百分比,可按气流受限的严重程度将慢阻肺患者分为 4 级,级别越高,肺功能越差。

10. 如何自己判断是否得了慢阻肺?

首先可以判断自己是否有慢阻肺的危险因素,如长期吸烟或接触二手烟,长期处于被污染的环境或处于粉尘环境中,长期反复下呼吸道感染等。除此之外,慢阻肺患者一般在发病后会出现慢性咳嗽、咳痰,痰液通常为浆液性泡沫痰或白色黏痰,偶尔夹带血丝,部分患者清晨更容易出现咳嗽、咳痰症状。同时,慢阻肺患者容易出现气短和呼吸困难的症状,并因此产生焦虑和抑郁的情绪,且患者早期发病一般在剧烈运动或劳动后,随着病情的发展,气短和呼吸困难的症状也会随之加剧,影响日常活动。

11. 慢阻肺患者需要定期检查心脏吗?

心脏与肺脏是身体的一对好伙伴,它们通力合作为全身细胞供应所需要的氧气。肺脏将吸入空气中的氧溶解进入血液,心脏再将富含氧气的血液泵给全身,因此,两个器官都要有完好的功能才能维持身体健康。两个器官要是生病也总是一起发生。慢阻肺患者会出现长期低氧血症,慢性缺氧可引起肺小动脉痉挛,从而造成肺血管阻力逐渐增加,肺动脉压力逐渐增高,右心室向肺动脉射血阻力增加,可引起右心扩大、心室肥厚或者右心衰竭,引发肺源性心脏病。所以,慢阻肺患者需要定期检查心脏功能。

12. 慢阻肺病检查时，拍胸部 X 射线，还是 CT 检查？

胸部 X 射线和 CT 是慢阻肺诊断和鉴别诊断的两个重要检查项目。X 线检查对确定肺部并发症与其他疾病（肺间质纤维化、肺结核等）鉴别具有重要意义。慢阻肺早期 X 线胸片可无明显变化，之后会出现肺纹理增多和紊乱等非特征性改变；主要 X 线征象为肺过度充气、肺容积增大、胸腔前后径增长、肋骨走向变平、肺野透亮度增高、膈位置低平、心脏悬垂狭长、肺门血管纹理呈残根状、肺野外周血管纹理纤细稀少等，有时可见肺大泡形成。慢阻肺并发肺动脉高压和肺源性心脏病时，X 线可见右心增大、肺动脉圆锥膨隆、肺门血管扩大及右下肺动脉增宽等，对于明确气胸、肺炎等常见并发症也十分有用。CT 检查可见慢阻肺小气道病变的表现、肺气肿的表现以及并发症的表现，但其主要临床意义在于鉴别诊断，高分辨率 CT 对辨别小叶中央型或全小叶型肺气肿以及确定肺大泡的大小和数量，有较高的敏感性和特异性，对预估肺大泡切除或外科减容手术等的效果有一定价值。

13. 哮喘与慢阻肺有关吗？

哮喘与慢阻肺没有直接关系，哮喘和慢阻肺虽然都是慢性气道炎症性疾病，但是是两种不同的疾病。哮喘是一种以慢性气道炎症为特征的异质性疾病，常出现喘息、胸闷、咳嗽等呼吸道症状，并伴有可逆性气流受限；COPD，即慢性阻塞性肺疾病，是一种成人常见的肺部疾病，以持续性气流受限为特点，与气道的慢性炎症反应有关。但哮喘诊治不及时或者治疗不规范，疾病持续进展，随着病程延长可产生气道不可逆性的缩窄和气道重塑，可合并慢阻肺的发生，出现重叠综合征。

14. 慢性支气管炎与慢阻肺是一个疾病吗？

慢性支气管炎与慢阻肺不是一个疾病。慢性支气管炎是气管、支气管黏膜及周围组织的慢性非特异性炎症，可迁延不愈或反复发作，但没有气流受限。一旦导致气流受限并引起肺气肿，则属于慢阻肺。慢阻肺的特征是呼吸系统持续存在的症状和不完全可逆的气流受限，并呈进行性发展。慢性支气管炎的症状主要表现为咳嗽、咳痰等呼吸系统症状，一般每年发作三个月或更久，且持续发作要在两年以上。慢阻肺的症状主要包括慢性咳嗽、咳痰、胸闷、气短、呼吸困难等，特别是在活动后表现更为明显。另外，慢性支气管炎通常不会导致全身症状，而慢阻肺则可能导致全身性症状。

15. 会同时患慢阻肺病与心脏病吗？

慢阻肺是最常见的慢性气道疾病，慢阻肺的流行病学特点是老年人多发。多种因素导致慢阻肺患者容易同时患有多种疾病，包括心血管疾病、肺癌、肺栓塞、脑血管疾病、焦虑与抑郁等精神疾病等。慢阻肺合并症的患病率在不同的研究报道中存在差异，有研究表明，有一半以上的慢阻肺患者存在 1 种或 1 种以上的合并症。其中，心血管疾病合并症最为常见，且与慢阻肺的相互影响最为明显。慢阻肺与心血管疾病具有相同的危险因素，如吸烟、增龄、男性和体力活动少等，所以这两种疾病有可能同时出现。

16. 慢阻肺患者容易抑郁吗？

慢性阻塞性肺疾病（简称慢阻肺）是一种呼吸系统常见病、多发病，其主要临床特征为持续性的呼吸道症状和气流受限，且具有高发病率、高致残致死率的特点。据统计，85% 的慢阻肺患者有 1 个以上的合并症，包括心血管病、肺癌、糖尿病、代谢综合征、焦虑 / 抑郁和疲劳。焦虑 / 抑郁是常见慢阻肺合并症之一，慢阻肺患者合并焦虑 / 抑郁的患病率明显高于一般人群，数据显示慢阻肺稳定期合并抑郁的患病率为 10%~42%，急性加重期则为 10%~86%。主要是慢阻肺的发生发展与气道和肺对有害颗粒和气体产生的慢性炎症反应增强有关，研究表明炎症因子对中枢神经系统有直接影响，包括负面情绪增加。除此之外，该病的临床表现也是导致患者焦虑和恐慌的重要原因，气促、呼吸困难在任何时候都可能是不愉快的且令人恐惧的经历。因此，慢阻肺合并心理疾病也被认为是一种"灰色的疾病，蓝色的情绪"。研究发现，慢阻肺患者经常陷入呼吸困难、运动能力下降、行动不便和社交孤立的恶性循环，焦虑抑郁是这个循环的重要部分。更重要的是，这种情况未被诊断，且很少被治疗。

17. 什么是慢阻肺稳定期？

慢阻肺稳定期是指慢阻肺患者咳嗽、咳痰、气短等症状稳定或症状轻微，没有出现急性加重的情况。稳定期并不意味着病情得到了根治，患者仍需继续进行治疗以控制病情，减少急性发作次数，延缓病情发展。

18. 慢阻肺稳定期就不需要注意吗？

需要注意。很多因素都有可能导致慢阻肺急性发作，比如说粉尘、致病病毒、气候变化、精神状态、饮食因素等等。所以，患者居住的房间空气要保持流通，避免空气环境污浊影响病情。另外，慢阻肺患者在病情稳定期要积极预防感冒，如果感冒了就要及时到医院去接受正规治疗。还有，患者在饮食方面也要以清淡为主，避免辛辣油腻的食物。

19. 什么是慢阻肺急性发作期？

所谓的慢阻肺急性发作，就是指慢性阻塞性肺疾病，在某些诱因或者病因的作用下，出现了急性发作，短期内出现明显的咳嗽、咳痰、咳脓痰，会出现气短或者喘息加重、痰量增多，甚至变成了黏痰。这种情况表明，患者出现了超越日常状况的症状的持续恶化，并且需要改变原有的常规治疗。

20. 哪些因素会引起慢阻肺急性加重？

受凉、感染（包括病毒、细菌和非典型病原体的感染）、环境变化、自行停药等都会引起慢阻肺的急性发作。

21. 如何判断呼吸困难程度？

呼吸困难的判断标准，通常是采用评分量表。我们常用的一个呼吸问卷，也叫 mMRC 评分，它分为五级：0 级、Ⅰ级、Ⅱ级、Ⅲ级、Ⅳ级。0 级就是只有在剧烈活动时才会出现呼吸困难；Ⅰ级是在平地快走，或者爬坡时出现气短、呼吸困难；Ⅱ级就是因为气短，在行走时比同龄人要慢，或者是在行走的过程中需要停下来休息；Ⅲ级是患者在平地行走一百米的时候，需要停下来休息；Ⅳ级是患者因为严重的呼吸困难，很难离开屋子。即使穿脱衣服这样一个小的日常动作，都会导致呼吸困难。

22. 慢阻肺常见合并症有哪些？

慢阻肺的合并症主要包括慢性呼吸衰竭、自发性气胸、慢性肺源性心脏病、继发性红细胞增多症、心血管疾病、骨质疏松、焦虑和抑郁、肺癌、感染、代谢综合征和糖尿病等。

23. 慢阻肺常见并发症是什么？

慢阻肺的并发症：

（1）以肺部继发感染即肺炎最常见，因为慢阻肺是气道慢性炎症，气道和远端肺泡组织相连，气道急性感染可能导致支气管远端周围感染，引起肺实质感染，造成肺炎；

（2）慢阻肺严重时还会出现心功能不全，因为慢阻肺会出现肺动脉高压，加重心脏负担，引起右心功能不全，出现右心功能衰竭；

（3）慢阻肺还可能合并消瘦、营养不良等反应，因为慢阻肺患者出现呼气性呼吸困难，呼吸肌肌群工作比正常人增加，这些肌肉运动可使营养消耗增加，长期消耗增加可出现营养不良、消瘦等表现；

（4）可能出现内分泌紊乱，慢阻肺的气道炎症可能出现全身反应，包括血糖增高、部分激素水平下降，如甲状腺功能下降、性激素水平以及垂体功能下降等；

（5）慢阻肺患者长期咳嗽、咳痰及呼吸困难反复发作，会继发心理焦虑情绪，出现焦虑症、抑郁症。

24. 慢阻肺患者容易出现呼吸衰竭吗？

慢阻肺可以导致呼吸衰竭，尤其在晚期。随着疾病的进展，肺组织的弹性会越来越弱，导致通气以及换气比例失调，从而发生换气功能障碍，有可能引起低氧血症，最终出现呼吸衰竭。

25. 慢阻肺患者急性加重，家人应该怎么办？

合理使用短效支气管扩张剂，快速缓解呼吸困难等症状；保持环境空气的流通及湿润，有条件的话可以尽快给予吸氧治疗；另外应该尽快前往医院寻求专业医疗人员的帮助。

26. 如何避免患者慢阻肺急性发作？

慢阻肺急性发作的预防措施主要包括：

（1）戒烟、戒酒：吸烟会加重症状、加速疾病进展，预期寿命也会受到一定影响。应劝导与督促患者戒烟，避免吸二手烟，不要在有烟雾的环境中逗留。

（2）接种疫苗：患者应按时接种流感病毒疫苗和肺炎疫苗，以预防合并肺部感染发作。

（3）积极进行治疗：在稳定期内，患者应在专业医生指导下规范使用控制性药物，如支气管扩张剂。对于高风险人群，应使用支气管扩张剂吸入器等。此外，还可以规范使用控制性的药物，积极预防、治疗急性加重，降低死亡率。

（4）避免感冒、受凉：因为呼吸道感染是其诱发的最常见因素之一，比如感冒以及支气管炎、肺炎，都可以诱发慢阻肺。

（5）进行适当的运动：患者应根据身体状况进行合理的运动，如散步、打太极拳等，以提高心肺功能，减少慢阻肺急性发作。

（6）加强饮食调节：患者应注意加强饮食方面的调节，多吃富有营养的食物，提高身体抵抗力。

（7）长期家庭氧疗：肺功能下降明显时，患者应进行长期的家庭氧疗。

（8）使用化痰药物：化痰药物具有免疫条件作用，可以用于急性加重的预防，包括 N–乙酰半胱氨酸和羧甲司坦。

（9）肺康复和肺减容：也可以预防急性加重。

综上所述，预防慢阻肺急性发作需要多方面共同努力，包括戒烟、接种疫苗、积极进行治疗、避免感冒及受凉、进行适当的运动、加强饮食调节、长期家庭氧疗、使用化痰药物、肺康复和肺减容等。

27. 慢阻肺急性加重期常见的症状

慢阻肺急性加重期的症状主要包括气促加重、喘息、胸闷、咳嗽加剧、痰量增加、痰液颜色和/或黏度改变以及发热等。此外，还可能出现心动过速、呼吸急促、全身不适、失眠、嗜睡、疲乏、抑郁和精神紊乱等非特异性症状。

28. 慢阻肺急性发作如何自我处理？

首先保持镇定，不要因为急性发作而慌神。采用舒适的体位放松自己；可以吸入短效支气管扩张剂等药物，保持呼吸通畅；如果有痰量增加并呈脓性时，可以服用抗生素控制感染。如果自行处理无法得到缓解，应及时去医院就医。

29. 慢阻肺常用的治疗方法有哪些？

慢阻肺的治疗，分为稳定期治疗和急性加重期治疗，常见措施如下：

（1）稳定期治疗。①使用支气管舒张剂：这是慢阻肺的基础一线治疗药物，与口服药相比，吸入制剂的疗效和安全性更优，主要的支气管舒张剂有 β2 受体激动剂、抗胆碱能药物、甲基黄嘌呤类药物，联合不同作用机制及作用时间的药物，可增强支气管舒张的作用；②吸入糖皮质激素：但不推荐对稳定期患者使用单一糖皮质激素治疗，应在使用一种或两种长效支气管舒张剂的基础上，联合吸入糖皮质激素治疗；③其他治疗：可以使用磷酸二酯酶Ⅳ型抑制剂，也可以使用祛痰药物、抗氧化剂来进行治疗，也能给予长期家庭氧疗。

（2）急性加重期治疗。①使用支气管舒张剂：优先选择单用短效 β2 受体激动剂或联合短效胆碱 M 受体拮抗剂进行吸入治疗，住院患者首选雾化吸入；②使用糖皮质激素：对于中重度慢阻肺急性加重期的患者，可以全身使用糖皮质激素，但与全身使用糖皮质激素相比，雾化吸入糖皮质激素不良反应较小，可对其进行部分替代；③抗感染治疗：具备抗菌药物应用指征的患者，予以抗感染治疗；④其他治疗：如吸痰、改善呼吸功能等。

30. 慢阻肺简易筛查问卷

（1）你是否需要用力呼吸？

（2）呼吸困难影响你的日常活动吗？

（3）你是否有咳嗽或咳痰？

（4）你是否感到气喘？

（5）你是否感到疲劳或体力不足？

（6）你是否感到焦虑或抑郁？

（7）你能否正常进行日常活动？

（8）COPD 影响了你的生活质量吗？

31. 慢阻肺会严重影响睡眠吗？

慢阻肺的患者会影响睡眠质量。

（1）慢阻肺患者可能会出现咳嗽、咳痰、呼吸困难、胸闷气短等症状。

（2）在夜间，患者的迷走神经兴奋性增高，腺体分泌增多，气道收缩，呼吸困难会加重，痰量增多。

（3）慢阻肺患者可能导致低氧血症，因缺氧导致睡眠质量较差或失眠。

（4）严重的慢阻肺患者会因二型呼吸衰竭，引起肺性脑病。急性加重者严重时会因平卧时呼吸困难，导致无法入睡。

32. 慢阻肺会导致抑郁或焦虑吗？

慢性阻塞性肺病，可导致抑郁或焦虑。精神病学定义的焦虑的主要特征为焦躁不安、过度疲劳、注意力不集中、易怒、睡眠障碍等多种症状出现 6 个月或以上。抑郁的主要特征为情绪低落或快感减退，并至少出现以下 7 种症状中的 4 种：睡过头或失眠、疲劳、精神亢奋或迟缓、感觉无用或内疚、体重增加 5%、注意力不集中和反复出现自杀念头。这两种精神障碍均与慢阻肺密切相关。研究发现，慢阻肺患者较普通人群发生焦虑、抑郁的比例明显增高，并且慢阻肺患者也比具有其他慢性疾病（如高血压、冠状动脉粥样硬化性心脏病等）的患者更容易发生焦虑、抑郁。慢阻肺合并焦虑、抑郁发病的具体机制目前尚不十分明确，影响因素也较为复杂。国内外大量研究发现，焦虑、抑郁障碍的发病与体内炎症标志物的浓度增加有关。众所周知，炎症贯穿于慢阻肺患者的整个疾病进程，且慢阻肺的病程较长、并发症多，被疾病折磨，逐年加重，多方面因素导致病人容易产生烦躁、失去治疗信心、焦虑、恐惧、抑郁等心理障碍。

33. 什么是慢阻肺非药物治疗？

非药物治疗是慢阻肺稳定期治疗的重要组成部分，它是在稳定期采用非药物治疗的方式，来延缓病情的进展，提高患者的生活质量。其中最重要的是，劝导吸烟的病人戒烟，这是减轻肺功能损害的最有效措施。除此之外，还有长期家庭氧疗、家庭无创通气、呼吸生理治疗、肌肉训练、营养支持、精神治疗、肺减容手术等。

34. 非药物治疗方法有哪些？

慢阻肺的非药物治疗包括戒烟，疫苗，肺大泡切除术、肺减容手术，康复治疗，氧疗，无创呼吸机辅助通气治疗等。

（1）戒烟：戒烟可以有效减缓肺功能损害的进程，并减少慢阻肺急性发作的频率和严重程度。

（2）疫苗：接种流感疫苗和肺炎疫苗可以有效预防慢阻肺患者遭受呼吸道感染，减少急性发作的次数和住院率。

（3）肺大泡切除术、肺减容手术：针对肺气肿患者，手术治疗可以有效改善患者的肺功能和生活质量。

（4）康复治疗：包括呼吸训练、肌肉训练、营养支持等，可以帮助患者改善呼吸功能，缓解症状，并提高生活质量。

（5）氧疗：长期氧疗可以有效提高慢阻肺患者的生活质量和生存率，对慢阻肺晚期患者尤为有益。

（6）无创呼吸机辅助通气治疗：对于有慢性呼吸衰竭的慢阻肺患者，无创呼吸机治疗可以有效改善患者的呼吸功能，提高生活质量。

第三章　慢阻肺病患者社区支持与自我健康管理

1. 如何提高社区居民对吸烟危害的认识?

首先,要引导社区居民戒烟,就需要让他们了解吸烟的真实危害。吸烟不仅会危及吸烟者的健康,还会对周围的人造成二手烟的危害。社区可以通过各种方式进行宣传,如悬挂横幅、发放宣传资料等,向居民讲解吸烟的危害,包括慢阻肺的发生、烟草制品容易使人上瘾等。

2. 如何提供戒烟的帮助和支持?

提供各种帮助和支持,帮助吸烟者戒烟。包括提供戒烟咨询服务、药物治疗、电话干预疗法等多种方法。例如,社区可以邀请专业医生坐诊,为吸烟者提供戒烟咨询、干预治疗等服务;也可以开设戒烟门诊,提供药物治疗和专业指导。

3. 如何建立戒烟自我管理小组?

社区还可以建立戒烟自我管理小组,通过小组的力量,帮助吸烟者互相支持、互相鼓励,共同实现戒烟的目标。这种自我管理的模式已经在一些社区中得到成功的应用,例如工人新村社区就成立了"控烟会所",并向社区烟民宣传吸烟的危害,并把每月最后一个星期五定为"控烟会所活动日",邀请社区卫生服务站医生坐诊,为烟民提供戒烟咨询、干预治疗等服务。

4. 如何创设无烟社区环境?

通过创设无烟社区环境,引导居民戒烟。在社区内开展主题宣传活动,如"珍爱生命崇尚健康",积极倡导无烟的生活方式,清理公共区域的烟蒂,营造清洁、无烟的居住环境。

5. 如何利用新媒体技术?

"戒烟在线社区"作为一种新型的"互联网+医疗健康"模式,拥有极大的潜力,可以更好地帮助戒烟者,提升他们戒烟的成功率。通过社交媒体、在线论坛等平台分享戒烟知识和经验,可以为戒烟者提供情感支持和社会网络支持。

6. 如何开展慢阻肺患者家庭健康教育?

开展慢阻肺患者的家庭健康教育,旨在加强患者的自我管理,学习戒烟、调整饮食、适当运动、保持心情愉快等保健知识,增强防治慢阻肺的主动性及药物治疗的依从性,提高与医生沟通的能力。

开展慢阻肺患者的家庭健康教育,可以从以下几个方面入手:

(1)患者教育:教育患者了解慢阻肺的基本知识,包括疾病的定义、病因、病理生理机制、临床表现等。慢阻肺是一种以不完全可逆的气流受限为特征的疾病,主要病因包括吸烟、职业性粉尘和化学物质、空气污染、感染等。

(2)居室环境:保持房间清洁,避免灰尘和其他刺激物。室内温度和湿度应保持在舒适水平,避免极端的温度或干燥的空气。确保室内空气新鲜,避免使用有强烈气味的洗涤剂和粉剂。

(3)禁烟:患者不应吸烟,也不应允许他人在其居住环境中吸烟,尽量避免接触二手烟。

(4)家庭氧疗:对于需要氧疗的患者,要正确使用氧气设备,确保氧气流量适宜,每天吸氧需要超过15小时且控制低流速。另外,夜间使用氧疗设备可能更有益。

(5)家庭用药:家中应备有必需的药物,如平喘药和抗生素。但应注意合理使用药物，避免长期无指导地使用抗生素。按时服药，合理用药，与医生沟通当前用药情况，及时反映服药过程中出现的任何问题。

（6）排痰：定时帮助患者拍背和翻身，以帮助排除呼吸道分泌物。

（7）保暖和预防感冒：注意防寒保暖，避免感冒和流感，远离可能导致感染的环境。

（8）呼吸功能锻炼：指导患者进行呼吸功能锻炼，包括深呼吸、扩胸、弯腰、下蹲和四肢活动等相结合的各种体操运动。这些锻炼可以帮助患者增加肺功能，改善症状。

7. 如果家人得了慢阻肺，你该怎么做？

（1）做好心理建设：慢阻肺是一种慢性疾病，对患者的生活质量有着极大的影响。对于家人患有慢阻肺的情况，心理建设是非常重要的一部分，首先应该同家人一起，正视疾病，采取积极的态度治疗，以更好地管理病情。

（2）了解病情：①获取信息：利用可靠的医疗资源，如医疗专家、医院提供的资料或官方健康网站，提高对 COPD 的理解。②认识阶段：了解 COPD 不同阶段的症状和治疗方式，这样您可以随着病情变化调整护理策略。③参与讨论：与医生一起讨论治疗计划，包括药物管理和可能的副作用。

（3）鼓励医疗跟进：①定期检查：确保家人严格遵守复诊计划，定期检查肺功能，进行其他必要的体检。②疫苗接种：鼓励接种流感疫苗和肺炎疫苗，因为感染对 COPD 患者来说可能更为严重。

（4）生活方式的调整：①戒烟辅助：如果患者吸烟，寻找帮助他们戒烟的资源和方法，如戒烟热线、辅导或替代疗法。②营养建议：与营养师合作，为患者制订合适的饮食计划，帮助他们保持健康体重，获取足够的营养。

（5）改善家庭环境：确保家中环境对呼吸友好，例如保持空气清新及温湿度适宜，避免有烟雾和强烈气味的环境，控制家中的灰尘和其他潜在的刺激物。

（6）情感支持：鼓励家人参与社交活动和兴趣小组，以减轻孤独感和抑郁。

（7）应对紧急情况：制订应对紧急情况计划，并将其放置在显眼位置，确保所有家庭成员都知道如何行动；随身携带必要的医疗信息和药物，尤其是在外出时。

8. 家庭成员如何帮助慢阻肺患者？

不同于医疗机构，家庭成员可以采取更多细致和周全的措施来改善患者的生活质量和病情管理。

（1）改善家庭环境：①确保家中通风良好，定期打开窗户换气。②避免使用香烟、香氛蜡烛、空气清新剂及其他可能引起呼吸问题的产品。③定期清洁家居，尤其是去除灰尘和霉菌，以减少呼吸道刺激。

（2）支持戒烟：①了解戒烟的不同方法，如尼古丁替代疗法、处方药物、电子烟等，以帮助患者找到适合自己的戒烟方式。②一起参加戒烟小组或寻求戒烟顾问的帮助，以提高成功戒烟的可能性。

（3）营养支持：①制定合理的膳食计划，如高蛋白食物，富含维生素、纤维素的食物等。②如果患者有吞咽问题，可以考虑软食或流质食物，并确保食物容易消化。

（4）锻炼与康复：①与医生或物理治疗师一起设计个性化的肺康复计划，增强肺部和心血管的功能。②鼓励患者参与温和的有氧运动，如步行、太极或瑜伽，并确保他们在活动中感觉安全和舒适。

（5）病情监测：①学习如何使用峰流计等监测工具，帮助患者追踪肺功能。②关注患者的呼吸频率、咳嗽和痰的变化，并及时向医生报告。

（6）药物管理：①为患者建立一个清晰的药物时间表，并提醒或帮助他们按时服药。②定期检查药物存量，确保所有需要的药物和处方都是当前的和充足的。

（7）情感和心理支持：陪伴患者参加支持小组，让他们知道自己并不孤单。鼓励患者表达他们的感受，并提供积极倾听和心理支持。

（8）教育和自我管理：一起参加 COPD 管理教育课程，学习如何处理慢性疾病的日常挑战。熟悉 COPD 的症状及其可能的并发症，以便更好地应对。

（9）紧急情况应对：①了解如何识别 COPD 患者的急性加重症状，并制订紧急情况下的应对计划。②确保家中有急救箱，包括必要的医疗用品和患者的紧急联系信息。

（10）医疗沟通：①注意与医生沟通的技巧，确保医生了解患者的所有症状和疗效反应。②在医生面前做好笔记，确保遵循医生的建议，并跟踪患者的进展。

9. 慢阻肺患者或高危人群有哪些特点？

（1）吸烟和二手烟暴露：吸烟，尤其是长期大量吸烟，是慢阻肺最重要的危险因素。吸烟者患慢阻肺的风险显著增加，这主要是因为烟草中的有害物质会直接损害气道和肺泡，导致慢性炎症，进而引发咳嗽、咳痰等症状。此外，即使是吸入二手烟，也可能增加患病风险。

（2）年龄和家族史：年龄是慢阻肺发病的重要因素，35岁以上的成年人群属于高危人群。此外，如果有直系亲属患有慢阻肺，个体患病的风险也会增加。

（3）空气污染和职业暴露：居住在空气污染严重，尤其是二氧化硫等有害气体污染地区的人群，更容易患慢阻肺。同样，长期接触粉尘、有毒有害化学气体、重金属颗粒等的人群，由于长期的职业暴露，也被认为是高危人群。

（4）生活习惯和营养状况：不良的生活习惯，包括吸烟、长期接触二手烟等，以及营养状况较差、身体质量指数较低等。

10. 什么样的生活方式适合慢阻肺患者或高危人群？

适合慢阻肺患者或高危人群的生活方式如下：

（1）戒烟和避免二手烟暴露：吸烟是COPD的重要危险因素之一。因此，对于COPD患者而言，戒烟是改善预后和生活质量的关键措施。

（2）营养指导和健康饮食：良好的营养状况对提高COPD患者的生活质量有积极影响。建议患者采取均衡饮食，增加富含抗氧化剂的食物摄入，以减少氧化应激和炎症。

（3）肺康复锻炼：定期进行肺康复锻炼可以显著提高COPD患者的肺功能和生活质量。这些锻炼可能包括呼吸肌训练、有氧运动等，旨在增强呼吸肌肉的力量和耐力，改善气体交换效率。

（4）心理健康支持：COPD患者常常伴有焦虑和抑郁症状。提供心理支持和干预，帮助患者管理情绪，减轻心理负担，对提高生活质量至关重要。

（5）家庭长程氧疗：对于存在低氧血症的 COPD 患者，家庭长程氧疗可以有效改善患者的动脉血氧分压，减轻症状，提高生活质量。

（6）健康教育和自我效能提升：通过健康教育，提高患者的疾病知识和自我管理能力，增强其遵医行为和健康行为自我效能。这包括指导患者如何正确使用药物、进行日常生活的调整以及应对疾病的挑战。

（8）社会支持和参与社会活动：社会支持对于改善 COPD 患者的生活质量具有重要作用。鼓励患者参与社会活动，如社区聚会、兴趣小组等，有助于提高他们的社交互动能力和生活满意度。

（9）避免有害环境暴露：减少职业粉尘、化学物质和其他有害环境因素的暴露，是预防 COPD 的重要措施。对于已经存在的高危人群，应采取必要的防护措施，如佩戴口罩、改善工作环境等。

11. 营养支持对慢阻肺病患者来说必不可少吗？

根据 2018 年的中国成人肺部健康研究，我国患有慢性阻塞性肺疾病 (COPD) 的人数接近 1 亿。COPD 在我国的死因排序和疾病负担中位居第三位。值得注意的是，营养不良是 COPD 患者的常见并发症，发生率高达 20%—60%，COPD 患者往往与营养不良相互影响，加剧病情恶化，从而增加患者的死亡率和疾病负担。

COPD 患者常因呼吸难、活动力减弱而吃得少，导致营养不足。他们的身体为了对抗呼吸困难和炎症反应需要更多的能量，这增加了能量消耗。此外，异常的营养物质代谢，如蛋白质过度分解和肌肉萎缩，也会影响营养状况。因此，加强 COPD 患者的营养支持，对于提高患者的生命质量、降低死亡率具有重要意义。

12. 慢阻肺病患者平时应该加强哪些食物摄入？

COPD 患者在饮食管理方面应该注意增加以下几类食物的摄入：

（1）高蛋白食物：增加鱼类、瘦肉（如鸡肉、牛肉）、豆制品、奶制品、鸡蛋等的摄入。蛋白质有助于维护肌肉质量，防止慢阻肺患者的肌肉流失。也应关注亮氨酸的摄入，因为它对促进肌肉合成有重要作用。

（2）健康脂肪：选择富含单不饱和脂肪酸和多不饱和脂肪酸的食物，如深海鱼类、橄榄油、坚果和种子，还有一些具有抗炎作用的食物，其中富含 Omega-3 脂肪酸，如金枪鱼、三文鱼等。

（3）高纤维和全谷物：摄入全谷物如糙米、燕麦、全麦面包等，以及豆类、蔬菜和水果，以确保足够的膳食纤维摄入，有助于改善肺功能和预防便秘。

（4）抗氧化剂丰富的食物：富含维生素 A、维生素 C、维生素 E 和 β-胡萝卜素的食物，例如柑橘类水果、西红柿、菠菜、花椰菜、生菜、坚果和植物油等。

（5）钙和维生素 D：确保足够的钙摄入，如牛奶、酸奶、奶酪等，并通过晒太阳或补充维生素 D_3 来保证钙的摄入。

（6）水分：饮用足够的水分帮助稀释痰液，便于咳出，改善呼吸。

13. 慢阻肺病患者平时应该限制哪些食物摄入？

（1）富含碳水化合物的食物：减少白面包、白米、甜点等食物的摄入，以减少产生的二氧化碳。二氧化碳容易引起或加重慢阻肺病人的二氧化碳潴留，导致呼吸困难，甚至呼吸衰竭。

（2）盐分的摄入：减少食盐的摄入量，每日不超过 6 克，并限制对高盐食物的摄入，以减少水肿的风险。

（3）饮酒：COPD 患者应该限制饮酒量，即使想喝酒也要适量，如果饮酒后出现病情加重，应该立即戒酒。同时应注意酒精与药物的相互作用，这与 COPD 长期用药有关。因此，没有饮酒习惯的患者一定不要饮酒，养成习惯的人应该尽量戒酒或限制酒精的摄入。

14. 什么运动适合慢阻肺患者？

运动对于慢阻肺患者来说，不仅是重要的康复手段，也被视为治疗的一部分。这是因为运动能够有效地改善患者的体适能水平和肌力，同时还能清除肺中痰液，减少日常活动中的呼吸困难，减少患者的住院次数。此外，运动还能增加肺活量，改善心肺功能，预防慢阻肺发作，并缓解缺氧症状。

适合慢阻肺患者的运动主要是轻至中等强度的有氧运动，这些运动可以增强心肺功能，提高氧气利用效率，缓解症状，增加肺活量，改善患者的整体健康状况。以下是一些适合慢阻肺患者的运动方式以及如何进行运动的建议：

（1）慢走：①每周至少 3 次，每次 1000—2000 米，可以分多次完成。②如果出现气短，应立即停下休息，待恢复后继续。③最好选择空气清新、温度适中的时间段进行。

（2）固定自行车：①在家中或健身房进行踩踏。②开始前应咨询教练或医生，保证运动量适合自己的身体。③随着体力增强，可尝试骑传统自行车。

（3）提踵运动：①腿部锻炼，有助于行走时的轻松。②可以用椅子辅助，进行抬脚尖的动作。③逐渐增加难度，可尝试单腿提踵。

（4）腿部伸展：包括踮脚尖、伸展大腿等。例如，坐在椅子上，背部向后紧靠并且吸气。一条腿尽量伸直的同时慢慢呼气，膝盖不乱晃，然后慢慢地放下腿，吸气。左右两腿各做一遍。当越做越容易时，可以在脚踝上增加重量。

（5）太极：太极运动是适合心脏和肺部的温和锻炼，对精神紧张或焦虑的患者特别有益。经过一段时间、一定强度的太极拳运动训练后，患者 6 分钟步行的距离会更长一些，说明太极拳也能够有效地增强患者的下肢肌肉力量，对于改善慢阻肺患者的日常活动能力非常有帮助。

（6）扩胸运动与呼吸训练：①双臂向上后举，扩胸运动。②采用缩唇呼吸方法，有节奏地吸气和呼气。

（7）高声歌唱和朗诵：增强呼吸肌的锻炼，提升肺活量。

（8）功能性锻炼：通过特定的练习强化呼吸系统功能，如咳嗽训练。

（9）其他建议的运动包括：登楼梯、骑三轮车、游泳等。

15. 慢阻肺患者运动期间的注意事项

运动的目的是为了提高慢阻肺患者的生活质量，因此每个患者都应该根据自己的身体状况，选择最合适的运动方式，并在医生或物理治疗师的指导下进行。进行运动的时候，慢阻肺患者要注意以下几点：

（1）在运动前后都要进行适当的热身和拉伸。

（2）穿着合适的运动装备，确保舒适。

（3）使用 Borg 呼吸困难评分量表来监测自己的运动强度，保持在安全的区域内。

（4）采用间歇运动模式，结合快走和慢走。

（5）调整运动量，确保不会过度劳累。

（6）结合缩唇呼吸技巧进行运动。

（7）患者如果并发糖尿病，需要注意运动前后的饮食和血糖控制。

16. 慢阻肺患者及高危人群出现心理问题时有哪些表现？

慢性阻塞性肺疾病（COPD）患者常遭受抑郁和焦虑等心理问题，尤其是急性发作的恐惧、病情的不确定性、生活质量下降、社会和家庭角色变化以及伴随的生理症状，这些因素都可能加剧患者的心理压力。常见的表现如下：

（1）抑郁症状：①情绪低落：慢阻肺患者常感到高兴不起来、沮丧和没有愉快感。②兴趣减退：患者可能对以往感兴趣的活动失去兴趣，做事没有劲头儿。

（2）焦虑症状：①心理焦虑：感到莫名的惶恐不安，持续的内心紧张。②躯体焦虑：包括心慌、胸闷、潮热、出虚汗等植物神经功能紊乱症状，以及肌肉僵硬、疼痛、手抖、坐立不安等肌肉紧张症状。③生物节律改变：如睡眠障碍（失眠、早醒）、食欲变化等。

（3）对疾病进展的担忧和恐惧：患者担心未来病情的不确定性，特别是在急性加重期间，他们可能会感到呼吸困难和气喘等症状，这增加了对未来可能发作的恐惧。

（4）适应不良的反应：由于疾病的长期性和复发性，患者可能会出现适应不良的反应，如情绪波动、挫败感和失落感。

（5）对治疗和护理环境的担忧：患者可能对出院后的病情发展方向感到不安，担心在家中缺乏适当的护理和支持。

17. 如何开展慢阻肺或慢阻肺高危人群的心理疏导工作？

（1）建立信任关系：在与慢阻肺患者沟通时，首先要建立信任关系。应展现出真诚、关心和耐心的态度，让患者感受到舒适和安心。

（2）倾听患者的心声：倾听是心理疏导的关键。应给予患者充分的时间来表达自己的感受和担忧，并尽量用同理心去理解和感受患者的心情。

（3）鼓励患者表达情感：可以通过鼓励患者表达自己的情感，帮助他们释放内心的压力。例如，可以让患者说出他们的痛苦和困惑，或者让他们通过绘画、写日记等方式来表达自己的情感。

（4）认知行为疗法（CBT）：CBT 是一种短期治疗方式，通常强调的是与患者合作，教会他们成为自己情绪和行为的治疗师。通过 CBT，患者学会识别导致情绪困扰的负面思维模式，从而调整自己的行为来适应生活。

（5）提供疾病知识教育：应向患者提供关于慢阻肺的相关知识，帮助他们更好地了解自己的病情、治疗方案和预后情况。这可以增强患者的自我管理能力，减少他们的焦虑和恐惧。

（6）安排适当的活动：为了转移患者的注意力，可以安排一些适合患者的活动，如音乐疗法、瑜伽、冥想等。这些活动可以帮助患者放松身心，减轻压力。

（7）建立支持系统：应鼓励患者与家人、朋友和其他患者建立联系，形成支持系统。这可以帮助他们在面对疾病时不再感到孤单，获得更多的关爱和支持。

（8）定期进行心理评估：应定期对患者进行心理评估，以便及时发现和解决他们可能存在的心理问题。如果必要，可以请专业的心理医生为患者提供进一步的心理辅导。

第四章　慢阻肺病老年患者的自我健康管理

1.慢阻肺老年患者的饮食注意事项有哪些?

慢阻肺老年患者病情稳定后,一般普通的食物都可以吃,但也应有所注意,具体如下:

(1)进食清淡、易消化的食物,并适当增加富含蛋白质的营养食物,以增强个人的体质。

(2)少吃辛辣、刺激食物,比如葱、姜、蒜、辣椒等,以免刺激气管,加重症状。

(3)少吃过甜、过咸的食物,因为这些食物可能造成排痰困难。

(4)少吃容易产气的食物,比如豆制品、地瓜等,以免引起腹胀,加重胸闷症状。

2.哪些食物有助于提高免疫力和维持营养平衡?

老年人由于年龄增长、代谢减缓和服用药物等原因常会出现食欲减少、唾液分泌量不足和肠胃不适等问题,因此老年人群非常容易出现营养不良、免疫力下降等现象。

在食物选择上,合理均衡的饮食非常重要。其中补充足量且优质的蛋白质最重要,如肉、蛋、奶和大豆制品等,可以每天一个蛋,一杯奶(如果喝奶容易胀气可以选择酸奶或者舒化奶)。丰富每天的食材,做到一周吃25种不同的食物。

不同食物可以获得不同的维生素和矿物质，比如杂粮和瘦肉可以补充B族维生素，蔬菜水果中富含维生素C，胡萝卜、红薯、深色蔬菜等富含维生素A，而海产品和内脏富含矿物质硒等。

3. 老年患者是否有特定的饮食限制或注意事项？

慢阻肺老年患者病情稳定后，一般普通的食物都可以吃，但要注意：

尽量减少钠的摄入：钠摄入过多会使血压升高，并使慢阻肺患者呼吸更短促；过多的钠也可引起身体潴留更多的液体，这个问题常见于慢阻肺患者。

避免简单的碳水化合物：这类食物包括含糖零食、白面包、面食和许多几乎没有纤维和营养的加工食物。此类食物可在体内迅速分解，从而产生更多的二氧化碳。这对于慢阻肺患者是相当危险的，因为患者无法获得足够的氧气去除多余的二氧化碳。

避免产气食物：十字花科蔬菜，如西兰花和含有亚硫酸盐的食物（如熟食肉）需要避免，因其可能引起消化不良或腹胀。

选择全谷物和复合碳水化合物：慢阻肺患者应尝试摄入全谷物面食和面包、豆类、水果和蔬菜，这些食物产生的二氧化碳量较低。

摄入足够的水分：维持水分摄入有助于稀释和疏松肺和气道内的黏液。水、无咖啡因的茶、牛奶和水果汁通常是不错的选择。碳酸钠可引起腹胀，营养基本没有或微乎其微，因此应该避免。如果食欲低，应在饭前30分钟内尽可能避免饮用液体，以保证胃空感。一些慢阻肺患者如果体内有蓄水，需限制液体摄入。

4. 老年慢阻肺患者应该如何选择适宜的运动方式？

慢阻肺全称为慢性阻塞性肺疾病，是一种具有气流受限不完全可逆特征的支气管肺疾病。慢阻肺患者的运动强度应以维持心率在120—130次/分钟为宜，中等强度的运动方式包括快走、步行、慢跑、骑自行车、游泳和椭圆机训练等。

慢阻肺稳定期通常不需要进行剧烈活动，因为此时机体处于相对平稳的状态，并不会对病情产生不利影响。但如果在急性加重期，则可能会由于剧烈运动而增加耗氧量，从而导致缺氧情况进一步加重，甚至可能引起低氧血症等情况发生，因此建议尽量避免剧烈运动。

对于轻度慢阻肺患者，建议每周进行 5 天以上的中等强度活动，每天至少需要坚持 15 分钟左右的时间。重度或极重度的慢阻肺患者，在病情稳定的情况下，也应尽可能多地参与日常活动，并根据自身情况选择合适的运动强度。需要注意的是，如果出现急性加重的情况，则不宜进行剧烈运动。

此外，由于慢阻肺患者的心脏功能往往较差，因此要避免高强度锻炼，以免增加心脏负担而引起不适症状。同时，还要注意保持适当的湿度和温度，避免因空气干燥而导致呼吸道黏膜受到刺激，从而加重病情。

⑦ 5. 有哪些呼吸康复训练技巧可以帮助改善肺功能？

呼吸功能康复训练的方法有很多，但都是通过调整呼吸方式和运动方式循序渐进、周而复始地锻炼，从而提高肺活量，增强呼吸肌力量，达到康复呼吸功能的目的。

调整呼吸方式：比如增加腹式、胸式呼吸幅度，或者通过噘嘴呼吸、缩唇呼吸等呼吸方式，减慢呼气流速，使大部分残气被呼出来，以提高肺活量，增强呼吸肌的力量，达到康复呼吸功能的目的。

吹气球的方法锻炼：吹气前，先深呼吸，慢慢吹到气球口，不在于吹得快，直到吹不动为止，坚持一天几次，才能达到锻炼呼吸功能的效果。

腹式呼吸运动的方式锻炼：是指吸气时腹部隆起，然后呼出腹压，时刻坚持，可以锻炼呼吸功能等。

胸式呼吸方式锻炼：缩唇呼吸能提高气管口外段的摩擦阻力，防止气管过早闭合。有效的呼吸是口呼吸。呼吸时，嘴巴收缩成吹笙状，气流经过变窄的嘴慢慢呼出。吸呼的比率是 1∶2 或 1∶3。

调整运动方式：通过大声说话、唱歌、广播操、慢跑、打太极、游泳等有氧运动，可以不同程度地提高肺活量，增加呼吸肌力度。其中，大声说话对呼吸功能的锻炼有明显效果，因为在大声说话时需要不停换气，会增加肺的膨胀度，从而起到锻炼呼吸功能的作用。

6. 哪些运动适合老年慢阻肺患者？

慢性阻塞性肺疾病患者适合做的运动一般有散步、太极拳、呼吸操等，但应注意运动量，以不感到过度疲劳，没有出现明显的胸闷气喘为度，避免过度运动。

散步是一种常见的有氧运动，对于慢性阻塞性肺疾病患者，适当的散步可以增强肺部功能，改善呼吸系统的健康状况。散步还可以增加身体的协调性，提高身体的灵活性和耐力。

慢性阻塞性肺疾病患者也适合做太极拳运动。太极拳是非常缓慢、非常柔和的运动，对于慢性阻塞性肺疾病患者，可以增强肺部功能，改善呼吸系统的健康状况。

呼吸操是一种常见的有氧运动，可以增加呼吸肌肉的力量、耐力和心肺功能，提高身体的协调性。在运动时，需根据自身身体状况选择合适的运动量，并逐渐增加运动时间和频率。

除以上运动外，慢性阻塞性肺疾病患者还适合做一些其他运动，如快走、游泳等。但患者应注意避免过度运动，避免运动量过大，导致病情加重。

7. 如何提高睡眠质量？

慢性阻塞性肺疾病多是因为长期吸烟、空气污染等原因引起的，患者会出现咳嗽、咳痰、呼吸困难以及胸闷的症状，特别是晚上睡觉的时候症状会加重，影响睡眠，导致睡眠质量变差，可以在医生指导下使用气雾剂、养血安神等药物辅助改善，同时注意空气不能过于干燥，应在房间内放置空气加湿器，减少对呼吸道的刺激；还要注意枕头不能过高，过高会导致呼吸不通畅。固定的入睡时间、睡前不喝含有咖啡因的饮品、幽静舒适的睡眠环境、睡前做轻微的伸展或洗温水澡等均能提高睡眠质量。

8. 如何减轻疲劳感？

（1）呼吸锻炼：缩唇呼吸可通过减慢呼吸频率、减少二氧化碳潴留、缓解呼吸急促，进而缓解患者的疲劳感。

（2）均衡饮食：均衡健康的饮食可以帮助慢阻肺患者满足营养需求，保持良好的健康状态。

（3）多吃新鲜水果、蔬菜以及全麦面包和面食；少吃苏打水、蛋糕和糖果；健康的蛋白质不可缺少，如瘦肉、鱼、家禽、鸡蛋和豆类；限制含有反式和饱和脂肪酸的食物，如油炸食品、黄油、饼干、糕点和加工食品。在专业医生或营养师综合评估下补充多种维生素。

（4）规律运动：当 COPD 患者感到疲劳时，可能不会主动运动。在缓解期可适当做有氧锻炼，如散步、练习八段锦、瑜伽等。有规律的运动可提高运动耐力，提高自身抵抗力，帮助患者抵抗疲劳。

（5）治疗其他疾病：随着时间的推移，COPD 往往会加重，这可能引起并发症及其他健康问题，如阻塞性睡眠呼吸暂停。如果不及时治疗，COPD 的一些并发症会加重疲劳。应检查 COPD 患者是否可能存在其他健康问题，并进行治疗。

（6）保持摄入足够的水分：鼓励患者每天少量多次饮水，每天大约需喝1400ml~1900ml 的水，防止脱水，同时防止黏液变稠和咳嗽等症状恶化。

（7）坚持良好的睡眠习惯：COPD 可能会影响充分休息，夜间咳嗽或呼吸急促会使患者难以入睡。养成良好的睡眠习惯对 COPD 患者夜间睡眠有益。

9. 慢阻肺患者的排痰方式

慢阻肺具有气流受限不完全可逆特征。由于患者的呼吸道长期受到炎症刺激，导致分泌物增多、黏稠度增加等，所以会导致咳嗽、咳痰症状加重，出现慢阻肺患者咳痰难的情况。患者要做到积极排痰，必须掌握"湿、翻、拍、咳"四要素。

（1）湿：即湿化呼吸道。首先患者要做到多饮水，保持每天有 1400~1900毫升的液体摄入量。最好的饮水法是每次饮水量约 30~50 毫升，每 10—20 分钟饮水一次，这样对呼吸道的湿化效果较好。其次是增加室内湿度，要注意保持室内湿度不低于 60%。

（2）翻：即勤翻身。对于需卧床静养的慢阻肺患者或神志不清的患者，定时翻身不仅有利于痰液排出，而且可防止肺泡萎缩和肺不张。一般情况下，每 1—2 小时翻身一次，若痰量过多，应每 10—20 分钟翻身一次，这样可起到体位引流的作用。翻身动作不可过快、过猛，应当缓慢进行，逐步翻至所需体位。翻身时应配合拍背，深呼吸及有效排痰，而不是单纯为了翻身而翻身。

（3）拍：即拍背。对于呼吸道分泌物多且难以排出的患者，拍背应与咯痰相配合。要"拍"得有效，须掌握正确的方法：操作者将手指合拢呈杯状，掌指关节屈曲120°，依靠手腕的力量，均匀、有节奏地叩击，从下至上，由两边向中间叩。叩拍时，背部从第十肋间隙、胸部从第六肋间隙开始，叩击胸部时注意避开乳房及心前区，每一肺叶叩击1—3分钟。叩击力量适中，叩击的频率因人因病而异，以能有效排出痰液而患者不感到疼痛为标准。每次叩击时间为5—15分钟，操作中应密切观察患者的反应，餐前30分钟或餐后2小时内慎拍。

（4）咳：即咳痰，是排痰调理的最终目的。在上述"湿""翻""拍"等措施实施中或实施后，应鼓励或协助患者排痰。一般方法为先做深呼吸，在呼气时用力咳嗽，重复数次。如痰液已到气管或咽喉部而无力咯出时，可用双手压迫患者下胸部或上腹部，嘱其用力咳嗽将痰排出，必要时可用吸痰器帮助排痰。通过以上措施鼓励或者协助患者将痰液排出，有利于慢阻肺患者控制病情。

10. 老年慢阻肺患者适合家庭氧疗吗？

慢性阻塞性肺疾病稳定期除戒烟、增强体质、预防感冒等措施外，最重要的就是长期家庭氧疗（LTOT），慢阻肺逐渐发展，导致肺动脉高压形成并发肺源性心脏病的患者建议家庭氧疗。研究表明，长期家庭氧疗是预防肺动脉高压及肺源性心脏病的重要手段，慢阻肺并发慢性呼吸衰竭者可提高生活质量和生存率。

需要注意的是，家庭氧疗选择制氧机和呼吸机，要在专科医生指导下根据患者的病情决定。若病人监测指氧提示活动后血氧饱和度降低，经医生评估需要后可使用制氧机。需要连上鼻导管或者鼻塞，然后插入病人的鼻孔。将鼻导管插入病人鼻腔后一定要固定好，避免脱落。最后，慢性阻塞性肺气肿的患者，除家庭氧疗外建议平常多做呼吸运动的锻炼。

11. 慢阻肺患者在稳定期是否需要治疗？

慢阻肺在稳定期是否需要治疗，需要根据具体病情而定。慢阻肺的病情严重程度分为轻度、中度、重度和极重度。对于轻度慢阻肺患者，如果患者肺功能损害较轻，临床症状不明显，可以暂时不需要药物治疗，但需要戒烟，脱离有害的环境，加强呼吸锻炼，适当进行有氧运动，提高肺功能。对于中度慢阻肺患者，如果患者肺功能损害较重，出现明显的临床症状，则需要及时进行药物治疗，比如支气管扩张剂，以改善气流受限，缓解症状。对于重度和极重度慢阻肺患者，如果肺功能损害严重，且伴有呼吸衰竭，则需要及时进行吸氧治疗，同时遵医嘱使用呼吸兴奋剂，改善通气情况，缓解症状。建议患者在日常生活中需要注意避免吸烟，同时还需尽量避免吸二手烟。饮食上尽量以清淡易消化、营养均衡为主，避免进食辛辣、生冷、油腻等刺激性食物，以免加重不适症状。若出现不适症状，建议及时就医治疗。

12. 如何减少慢阻肺老年患者的急性发作？

随着年龄的增长，机体老化是不可避免的，老年人的各项生理指标都在下降，老年慢阻肺患者更是雪上加霜，可以通过戒烟、锻炼身体、家庭氧疗、免疫接种、规范化药物治疗等方法来减少慢阻肺患者的急性发作次数。

（1）戒烟：吸烟是导致慢阻肺发生发展的重要危险因素之一，因此建议所有慢阻肺患者均应严格禁烟，并避免被动吸烟。

（2）锻炼身体：适当的运动对延缓疾病的进展有一定的作用，如进行散步、快走、太极拳等活动强度较低的有氧运动，能够提高心肺功能，增强机体抵抗力，从而降低呼吸道感染的发生率，进而减少慢阻肺患者的急性发作次数。

（3）家庭氧疗：长期规律的家庭氧疗有助于减轻缺氧以及限制性通气功能障碍，适用于静息状态下吸气时指端血氧饱和度≤90%且步行100m后出现明显的气短症状、活动耐力明显下降者。每天吸氧的时间在15—30分钟即可，如果时间过长，可能会引起高碳酸血症等情况。

（4）免疫接种：由于慢阻肺易反复发作，尤其是合并流感病毒感染或肺炎链球菌感染的情况下，此时容易诱发急性加重期。而通过接种流感疫苗、肺炎链球菌疫苗等，可以在一定程度上起到预防上述病原体感染的作用，也可以间接减少慢阻肺患者的急性发作次数。

（5）规范化药物治疗：慢阻肺患者需要遵医嘱按时服用长效支气管扩张剂控制病情，此外，还需要联合应用茶碱类药物改善咳嗽、咳痰等症状，同时还要定期随诊复查，根据病情变化及时调整治疗方案。

除了以上几种方式外，当处于雾霾天气或者粉尘较多的环境中时，应该做好防护措施，比如戴口罩等，以免有害物质刺激到呼吸道黏膜，增加慢阻肺急性发作的概率。

13. 对老年慢阻肺患者开展心理干预的重要性

慢阻肺对老年患者的生活质量和生命安全构成严重威胁。由于其病程长，不良反应多，导致患者心理出现问题。因此，除了药物治疗和物理治疗，心理干预在老年 COPD 患者的肺康复中也起着重要作用。通过心理干预和治疗，可以改变患者的不良认知和行为因素，提高康复依从性和信心，可见心理干预在老年COPD 患者肺康复中的重要性。心理干预的主要目标是帮助患者改变他们对疾病的理解和应对方式。改变对疾病的负面认知，如恐惧、焦虑和抑郁，改变生活习惯和行为模式，建立积极的心态，增强对生活的信心。通常可以根据患者的心理变化阶段和应用环境选择采用支持性心理治疗、放松疗法、生物反馈治疗、音乐治疗等方法帮助他们提高生活质量和生命质量。

14. 呼吸道分泌物的清除方法有哪些？

慢阻肺病人的特点，就是咳嗽咳痰，痰量多、痰液黏，咳不出来，这个时候就需要使用一些技巧来帮助他，可以通过一般治疗、药物治疗、氧疗等方式来清理呼吸道分泌物。

清理呼吸道分泌物的护理措施有多喝水、拍背、调整体位、学习咳痰方式、雾化用药等，需综合采取多种方式，以促使痰液排出，并减轻不适症状。

（1）多喝水：平常应适当多喝温开水、淡茶水等，机体摄入一定水分，有助于稀释呼吸道分泌物，可促使分泌物排出。但不宜喝饮料、咖啡、浓茶等，这些饮品不能促进呼吸道分泌物排出，还可能使分泌物增多。

（2）拍背：如果患者痰液黏稠、不易咳出，还可以在家人或医生的帮助下拍背，需从下往上拍，并选择侧卧位，通过震颤促使呼吸道分泌物排出。

（3）调整体位：平常应选择半卧位或适当垫高头部，能够减少重力作用所致的呼吸道分泌物沉积。同时需要按时翻身，这种方式可促使低垂侧呼吸道分泌物排出。

（4）学习咳痰方式：患者可以选择坐位、站立位，深吸气后在呼气末屏气，用力咳嗽并向前弯腰，在腹部压力、呼吸道纤毛运动等的作用下，促使呼吸道分泌物排出。

（5）雾化用药：患者还可以遵循医生建议使用吸入用硫酸沙丁胺醇溶液、吸入用布地奈德混悬液等，也有助于稀释痰液、湿润呼吸道等，有助于呼吸道分泌物排出。

除此以外，还可以选择吸氧、人工吸痰、纤维支气管镜冲洗、气管插管、气管切开等方式，将呼吸道内的分泌物清理干净。同时建议到呼吸内科就诊，及时去除诱因，促使病情好转。

15. 慢阻肺老年患者适宜的养生操有哪些?

坚持做呼吸操可以改善患者呼吸困难、喘息、胸闷气短等症状，通过对体内气息的调整和出入来改善人体脏腑的机能，进而提高人体的免疫力。

（1）缩唇呼吸。

目的：防止呼气时小气道陷闭狭窄，以利肺泡内的气体排出。

要点：吸气时用鼻，呼气时缩唇轻闭，慢慢呼出气体，嘴呈口哨状。

（2）腹式呼吸。

目的：增强膈肌力量，降低气道阻力，提高换气量，改善缺氧和二氧化碳潴留。

要点：取仰卧或舒适的坐姿，全身放松，双手置于腹部两侧。用鼻子吸气时，吸气至下胸廓及腹部两侧,吸气时尽量触碰腹部两侧的手。经口呼气时,腹部内收,缓慢呼气尽量呼气长一点。控制吸呼比为1：2或1：3。每次呼吸练习20—30下，每天三次。

（3）冥思宁静，宁静致远。

目的：延长肺内氧气和二氧化碳的交换时间，使更多的氧气进入血液。

方法：身体站立，双手置于腰间，双脚自然分开，与肩同宽。头部向前、向后、向左、向右自然摆动。换相反方向，头部向前、向后、向右、向左依次摆动。顺时针旋转两周，再逆时针旋转两周。

（4）肩部伸展，脉络通畅。

目的：增加肺功能，解除肩颈酸痛。

要点：身体站立，双脚分开，手臂自然下垂。左肩向前、向后旋转 1 周，右肩向前、向后旋转 1 周，双肩同时向前、向后旋转 1 周。手臂自然向后旋转、伸展，头部随手臂方向摆动。

（5）双臂舒展，轻松呼吸。

目的：增加肺功能。

要点：双脚分开 50 厘米，双臂交叉于胸前，打开时头部随手臂慢慢抬起，眼睛追随手臂的方向再慢慢舒展开来，相反方向重复相同的动作，注意呼吸，尽情享受芬芳的空气、大自然的清新。

（6）四肢强健，气定丹田。

目的：增加肺功能，使更多的氧气进入血液。

要点：双脚分开，左手叉腰，右侧手臂随身体弯曲至对侧，再慢慢起身，调整呼吸。右手叉腰，左侧手臂随身体弯曲至对侧，再慢慢起身，手臂自然伸展，自然呼吸，身体要调整到最好的状态。

（7）万木葱茏，心境怡然。

目的：增加肺功能，改善通气。

要点：左脚向左迈开 50 厘米，吸气时双臂伸展至头部上方，呼吸时手臂下行汇合于腹部。右脚向左迈开 50 厘米，吸气时双臂伸展至头部上方，呼吸时手臂下行汇合于腹部。

呼吸操以立位姿势为主，部分动作也可取坐位和卧位姿势，宜根据身体状况量力而行。肺功能较差的老年人不要急于求成，贵在坚持，每天练习 1—2 次即可。呼吸操要注重呼吸深度和呼吸量，提高呼吸效率。通过持之以恒的呼吸操锻炼，可提升肺功能，改善肺部疾病症状。此外，该操还能有效放松紧绷的神经，舒缓焦虑心情，减轻失眠症状，因此普通人群也可以经常锻炼呼吸操。

16. 一天中什么时候适宜慢阻肺病患者进行运动？

慢阻肺的治疗是一场持久战，关键是在病情缓解期采取积极的预防措施。锻炼时，需尽量选择空气中氧气含量较高时段进行锻炼，如在太阳升起 0.5—1 个小时后较好，避开中午阳光灼热的时段。穿着舒适的衣服和软底鞋，选择在空气洁净度较好、氧浓度较高、平坦的地面行走。运动时要注意，心跳加快但不胸闷，运动时不感到喘憋，运动完后微微出汗，以运动后次日不感到疲劳为宜。

17. 什么是自我健康管理?

自我健康管理是指人们依据自身的生活方式、健康状况以及实际需要，采取一系列自我管理措施，以达到保持健康、预防疾病的目的，包括自我保健、营养指导、生活方式指导、运动指导、精神心理支持等。

（1）自我保健。自我保健是指在个体自身存在健康问题和行为问题的早期阶段，在自我检测、自我监测、自我防护、自我保健技能、自我保健方式和方法等方面，对个体的健康问题和行为方式进行科学指导和自我调节，促进个体的健康状态和行为方式的改变。自我保健的目的在于帮助个体更好地保持健康，增强自身的免疫力，预防疾病。

（2）营养指导。营养指导是指通过营养评估、营养诊断、营养干预、营养教育等多种方式，为个体提供合理的营养建议和饮食建议，预防营养不良、维生素缺乏症、贫血、肥胖症等疾病，并帮助个体选择健康的食物，改变饮食习惯，养成健康的生活方式。

（3）生活方式指导。生活方式指导是指帮助个体保持健康的生活方式，包括作息规律、饮食健康、运动等。作息规律是指帮助个体保持良好的睡眠习惯，避免熬夜、吸烟、饮酒等不良生活习惯。饮食健康是指帮助个体保持营养均衡的饮食习惯，避免摄入过多油腻、高糖、高盐的食物，多摄入新鲜的蔬菜和水果，适量食用富含蛋白质的食物，如鸡蛋、牛奶等。运动是指帮助个体保持健康的运动方式，如慢跑、游泳、打球等。

（4）运动指导。运动指导是指帮助个体制订合理的运动计划，根据运动时的心率、呼吸、肌肉收缩等情况，适时适量地调整运动强度和运动时间，避免运动过度或不足，预防运动损伤，增强个体的身体素质。

（5）精神心理支持。精神心理支持是指帮助个体在心理和精神上，对自身的状态和行为方式进行及时、合理的评估和调整，避免不适当的心理和行为刺激，预防精神疾病的发生。

自主健康管理对个体的健康问题和行为方式具有重要意义，有利于促进个体保持良好的健康状态和行为方式，从而降低疾病的发病风险，促进个体的健康成长。在日常生活中，建议个体保持健康的饮食习惯，避免过量食用油腻、高糖、高盐的食物。同时，还可以适当进行体育锻炼，如慢跑、游泳等，有助于增强体质，维持健康的状态。如果个体出现不适，建议及时就医治疗。

18. 慢阻肺老年患者能和家人去旅行吗？

慢阻肺病人在病情得到控制、肺功能表现良好、没有任何症状的时候，可以进行适量的旅行。旅行以坐车代步观光为主，不要做大的运动，比如爬山、慢跑、游泳等。另外旅游的目的地尽量选择平原地区，不要去高原地区，防止因为缺氧而诱发慢阻肺的急性发作。旅行能让心情得到放松，还可以增强身体的免疫功能，有利于减少疾病发生的概率。在外出的时候也需要备上抗感染以及支气管扩张剂，当病情突然发作的时候，可以快速缓解气促症状，同时在旅游的时候要注意保暖，避免受凉、感冒。

19. 冬天来临前，慢阻肺老年患者应该做哪些准备呢？

冬季是慢阻肺患者急性加重的高发季节，所以在冬季慢阻肺患者需要注意一些事项。

（1）慢阻肺的患者要加强保暖，在气温变化的时候要适当地增减衣物，防止着凉以后增加呼吸道感染的概率。

（2）减少外出，冬季户外空气相对较差，经常外出容易增加病原体感染的概率。

（3）加强营养，多进食优质蛋白高、维生素含量高的食物，优质蛋白高的食物可以提高机体抗病能力，维生素含量高的食物可以促进新陈代谢。

（4）对于体质较差的慢阻肺患者，在冬季可以服用一些提高免疫力的药物，注射流感和肺炎疫苗。

20. 慢阻肺老年患者需要接种流感疫苗吗？

慢阻肺老年患者需要接种流感疫苗。这一建议基于多个方面的考虑：

（1）预防流感及其并发症。流感是呼吸道传播疾病，具有季节性特点，常在秋冬季节高发，且容易引起严重的并发症，如支气管炎、肺炎和耳部感染等。对于慢阻肺患者来说，流感还可能导致气道水肿，进一步加重呼吸困难。流感疫苗可以有效预防流感的发生，降低慢阻肺患者因流感导致的急性加重风险，从而保护患者的健康。

（2）临床证据与指南推荐。临床证明流感疫苗对预防慢阻肺患者反复感染有益，可以减少呼吸道感染，进而减少慢阻肺患者急性发作与住院次数。目前国内外的临床指南均建议慢阻肺患者接种流感疫苗，以预防呼吸道感染。

（3）接种时机与保护效果。流感疫苗的最佳接种时间为流感流行高峰期前一到两个月，通常是每年九到十一月份。这样可以在流感季节到来前产生足够的抗体，达到预防的目的。接种流感疫苗后，机体内产生抗体的时间一般为10到15天，疫苗的保护力可持续一年。由于流感病毒的变异性较大，建议每年均需接种一次。

（4）特殊人群考虑。慢阻肺老年患者由于免疫功能相对较弱，更容易受到流感病毒的侵袭，因此是优先接种流感疫苗的人群之一。除了流感疫苗外，肺炎链球菌疫苗也是慢阻肺患者推荐接种的疫苗之一，可以预防由肺炎链球菌引起的呼吸道感染。

（5）注意事项。接种流感疫苗时，患者应避免空腹，接种后最好能观察一段时间，以确保无不良反应发生。慢阻肺患者如果在发病期间或抵抗力较低时，应在医生指导下评估是否适合接种流感疫苗。综上所述，慢阻肺老年患者接种流感疫苗是非常必要的，可以有效预防流感及其并发症的发生，降低急性加重风险，保护患者的健康。同时，患者还应注意做好个人防护、控制慢性病等措施，以全面预防呼吸道感染的发生。

21. 肺气肿和慢阻肺有什么区别？

肺气肿和慢阻肺区别在于病因、症状、检查方法。

（1）病因：引起慢阻肺疾病的原因有很多，包括吸烟、空气污染、感染等。肺气肿多是由于慢性支气管炎、支气管哮喘等反复发作，导致肺泡壁破坏，肺弹性回缩减弱，从而引起肺气肿。

（2）症状：慢性阻塞性肺疾病患者在早期一般没有明显症状，随着病情的发展，患者会出现咳嗽、咳痰等症状，严重时还会出现呼吸困难、口唇发紫、头晕、乏力等症状。患者进行肺部 CT 检查时，可发现肺气肿的表现。而肺气肿患者早期可能会出现咳嗽、咳痰等症状，随着病情的发展，患者会出现胸闷、呼吸困难等症状。

（3）检查方法：慢性阻塞性肺疾病患者需要进行肺功能检查，会出现阻塞性通气功能障碍的情况。而肺气肿患者的胸部 X 线检查结果可表现为肋骨角变钝、气管透明度降低等。

22. 慢阻肺患者如何提高生活质量？

慢阻肺患者除常规的药物治疗外，还需要注意以下情况，以不断提高患者的生活质量。

（1）戒烟：国内外研究均表明，控制吸烟是预防和治疗慢阻肺的主要措施之一。

（2）增强营养支持：慢阻肺患者往往合并有营养不良，而且气道阻塞越严重，营养不良的发生率越高，所以鼓励患者进行合理的营养支持治疗。对于有慢性呼吸衰竭的患者，建议选用优质蛋白、低碳水化合物和适宜脂肪的饮食。

（3）家庭氧疗：对于动脉氧分析低于 60mmHg，或者指尖氧饱合度低于 88% 的患者，建议长期家庭氧疗，可以缓解组织代谢缺氧，减缓肺动脉高压的形成，改善慢阻肺患者的生活质量，延长寿命。

（4）心理疏导：患者随着肺功能的恶化，心理负担不断增加，并且影响日常生活，导致日常生活能力下降，心理抑郁、焦虑。通过健康宣教，合理心理疏导，能极大改善患者在家庭、社会角色关系中的心理转换，有利于提高患者的生活质量。

（5）康复：现国内该病康复仍处于初始阶段，国外已经开展了深入研究。可通过步行、骑行、脚踏自行车或使用哑铃锻炼等方式，提高运动耐量，延长患者寿命。

慢阻肺是一种复杂的多因素导致的疾病，在治疗中需要采用多种手段对症治疗，不断提高疗效，提高患者生活质量，延长寿命。

23. 慢阻肺患者的心理特点

慢阻肺会对患者的身体健康造成巨大伤害，由于其发病时间较长，导致患者产生不良反应，同时产生不同的心理特征，具体如下：

（1）焦虑：患者出现焦虑的因素比较多，有些人就是因为患病时间过长，部分患者是多种因素导致的。疾病反复发作，患者本人对于疾病的发展转归无法进行科学预测；还有部分原因是对于疾病不了解造成的心理问题。常见的心理问题还包括经济费用过高，而自己不知道经济花费的具体环节与细节，从而产生压力，害怕自己无法承担如此昂贵的医药费。

（2）绝望：慢阻肺病人治疗后期，很多患者都认为自己无药可医，对于生活、对于未来充满绝望，甚至就只是在医院等待死亡的来临，也不按照医嘱服药，对于治疗也不配合，日常的形态、表情、行为都非常负面，经常叹气，拒绝与身边一切人进行交流，也拒绝见任何人。

（3）抑郁：患者情绪在一段甚至很长时间内持续低落，精神压力倍增，加上其与他人交流的频率较少，长时间与外界阻断或是不联系，导致其抑郁。有些患者交流的对象就只有家人。由于与医务人员属于不对等的医患关系，患者可能会从心理上对其产生一种抵触情绪，导致其不想与之交流或是互动。抑郁时间过长，有一些患者就会出现自杀的念头。

（4）恐惧：慢阻肺疾病治疗时间与治疗难度与一般疾病相比，更长更难。患者在医院中治疗，环境改变后会对医院产生恐惧感。就如同部分正常人一进医院，闻到消毒水味、医院气味，就会出现恐惧心理，生怕自己得病。慢阻肺疾病患者也是一样，虽然他已经知道自己是慢阻肺疾病，但是其对于自己的病情掌握较少，也不知道治疗进展会达到哪一种程度，对于未知充满无尽的恐惧。特别是部分人员的病情不断进展，治疗效果不够好的时候，患者就会敏感多疑，觉得自己距离死亡又近了一步。怀疑以及对于未来事情的担心，导致患者恐惧心理加重，经常会幻想自己的死亡状态，对于自己的家属就会产生依赖，充满不确定感，恐惧阴影使其对未来失去希望。

（5）沮丧：因长时间得病，多数人员失去了基本的劳动能力。加上疾病反反复复发作，患者的生活质量受到了严重的影响，这就使得部分人员沮丧、心情低落，加上医药费用的压力，难免会出现悲观、沮丧、孤独等症状。

24. 出现心理问题的慢阻肺患者，如何护理？

面对患者不同的心理状态，医务人员应给予对应的护理模式。由于患者的心理状态不一样，有些是悲观、抑郁，而有些则是绝望、焦虑等。护理人员需与患者认真交谈，明确患者内心的真实想法，并提出针对性的解决策略。

面对经常焦虑的患者，护理人员应提醒患者保持良好心态，使其明白心态良好对于自己病情恢复的重要性。由于多数患者对于自己的疾病不是很了解，因此对未知充满了恐惧，时间一长，就会变得敏感多疑，甚至别人或是医护人员的只言片语都会让患者充满疑虑。医护人员应及时与患者进行互动，并实施健康教育，告知患者与慢阻肺疾病相关的治疗知识，例如治疗过程、治疗用药、疾病简单介绍，患者的疾病发展目前处于哪种状态，以使患者对于疾病有进一步的了解，缓解其焦虑心理。

针对经常抑郁、绝望的患者，护理人员可以适当转移患者的注意力，可让患者学会冥想，尽量朝积极方向去想象，保持心态平稳，可以减轻患者抑郁的心理。对于抑郁情绪严重的患者，护理人员可以安排专业人员或是邀请已经治疗成功的患者以身说法，使患者对于自己疾病的恢复充满自信，只有自己想要摆脱负面心理，别人的规劝才可能获得良好的效果。另外，护理人员面对负面情绪严重的患者时要经常与其互动，尽量语言恳切、耐心，并在交流中及时观察患者的表情。长时间交流，患者会与护理人员形成良好的互动关系，增加对彼此的信任，更加愿意配合医护人员进行治疗，提高慢阻肺疾病的治疗效果。护理人员还需要积极鼓励患者家属参与护理，毕竟家属才是距离患者心灵最近的人，若是参与护理，患者的心情与情绪恢复速度会更快。患者感受到来自外界的关心，就不会过于痛苦，孤独感等会极大减轻。家属也可以安排患者的朋友、同事定时看望，看到亲人以外的人，患者在心理上就会得到一定安慰，对于其健康心态的恢复有较大帮助。

25. 接种肺炎链球菌疫苗对老年人有什么好处？

肺炎链球菌是在世界范围内引起严重疾病的主要病原之一，它是引起侵袭性疾病（脑膜炎、菌血症 / 败血症、伴有菌血症的肺炎等）和非侵袭性疾病（肺炎、中耳炎和鼻窦炎）的主要病原体，常见肺炎中 50% 以上是由肺炎链球菌引起的，任何年龄组的人都会感染发病。

60 岁以上的老年人由于基础疾病多、组织器官退化、呼吸道黏膜萎缩、免疫力低下等原因，在受到细菌侵入和寒冷等刺激时极易感染呼吸道疾病。

在流感季节到来之际，23 价肺炎疫苗与流感疫苗如果联合接种，预防疾病的效果会更佳。

流感疫苗与肺炎球菌多糖疫苗联合接种，在老年人群中具有协同效应，能起到 1+1>2 的预防效果。同时接种流感疫苗和肺炎球菌多糖疫苗，可以预防流感，减少肺炎球菌性肺炎和侵袭性肺炎球菌病的发生可能，即使发病也可减轻症状。而且两种疫苗即使同时分部位接种，也不会增加不良反应的发生率。

第五章 如何预防慢阻肺

1. 戒烟可以预防慢阻肺病吗？

已发布的《慢性阻塞性肺疾病全球倡议》中强调指出，吸烟是慢阻肺最常见的危险因素，戒烟是预防慢阻肺发生的关键措施和重要干预手段。我国著名的呼吸专家钟南山院士也指出，吸烟是慢阻肺最大的风险因素，而吸烟者们的慢性"吸烟咳嗽"则是慢阻肺的第一个信号。因此，戒烟是防止患上慢阻肺和减轻此病进一步恶化的最有效措施。

烟草烟雾中含有超过 7000 种化学物质，其中 69 种已被证实为致癌物。这些有害颗粒物会引起气道慢性炎症，损害肺部组织，使其变厚；变厚的呼吸道壁会阻碍吸入和呼出肺内的空气流通，随之出现慢阻肺的症状，如呼吸困难、气短等；同时也加重了缺氧的情况，增加了肺部感染的风险。

积极戒烟，可以降低吸烟者罹患包括慢阻肺、肿瘤在内的多种疾病的风险，也可以减少亲近之人由于被动吸烟所承受的危害。临床研究表明，对于已经罹患慢阻肺（COPD）的人来说，戒烟是延缓 COPD 进展最有效、最经济的干预措施。成功戒烟可以改善患者的免疫功能和生活质量，即使暂时无法完全戒烟，短期内戒烟也能获益。因此，戒烟可以有效预防 COPD。

2. 哪些戒烟方法有效呢？

（1）考虑尼古丁替代疗法：当你戒烟时，尼古丁戒断可能会引发头痛，影响情绪，或使你精力不足，对"只抽一口"的渴望很强烈。尼古丁替代疗法可以减轻这些冲动。研究表明，尼古丁口香糖、含片和贴片可以提高在戒烟计划中成功的概率。

（2）电子烟代替：电子烟相对于传统香烟，减少了接触有害化学物质的风险，因为电子烟不会燃烧烟草产生焦油和一些其他有害物质。可以购买不含尼古丁的电子烟产品，逐渐减少对尼古丁的依赖。

（3）安非他酮（抗抑郁药）：与仅使用尼古丁替代疗法（NRT）相比，结合使用安非他酮和 NRT 可以收获更好的戒烟效果。

（4）寻求身边朋友的支持。

（5）咨询专业人士。

3. 如何劝说身边吸烟的亲人或朋友戒烟？

首先，要理解吸烟者。很多吸烟者虽然清楚认识到吸烟对健康的负面影响，但他们在某种程度上还是会感到矛盾。这种矛盾体现在，一方面他们知道吸烟有害健康，另一方面，他们却从吸烟中获得了一些所谓的好处，比如可以帮助他们放松，或者在社交场合中建立联系。

尼古丁的依赖性强化了吸烟的习惯性行为，尤其是在某些特定的情境下，比如早晨起床时或长时间未吸烟后，吸烟者会更倾向于不自觉地点烟。这说明，为了帮助吸烟者减少或戒掉吸烟，进行心理和行为干预是非常必要的。通过这样的干预，可以帮助吸烟者学习在这些习惯性情境下如何拒绝吸烟，从而降低对尼古丁的依赖。

其次，有效的沟通。解释吸烟的危害，如介绍烟草中有害物质的毒性。对于有基础疾病的朋友，说明吸烟是如何加重病情，影响治疗效果的；解释吸烟对自身健康、他人健康以及环境的危害；分析吸烟对家庭经济的负面影响。同时，提供有效的戒烟方法。介绍戒烟后可能出现的戒断症状，并给出相应的应对措施。采取转移注意力、恶心刺激、负性刺激等行为干预措施。鼓励身边的人进行监督，及时劝阻，帮助克服戒烟的困难。

4. 什么是二手烟？

二手烟，也被称为被动吸烟或环境烟草烟雾，是指由卷烟或其他烟草产品燃烧时释放出的烟雾，以及吸烟者呼出的烟草烟雾所形成的混合烟雾。这种烟雾包含了超过 4000 种有害化学物质，其中包括焦油、氨、尼古丁、悬浮微粒、PM2.5、钋 -210 等数十种致癌物质。无论是吸烟者呼出的主流烟，还是香烟燃烧时产生的侧流烟，非吸烟者吸入的都被称为二手烟。

值得注意的是，二手烟的危害并不亚于一手烟。研究证实，许多化合物在二手烟中的释放率比一手烟还高，如二手烟中的一氧化碳是一手烟的 5 倍，焦油和烟碱是 3 倍，氨是 46 倍，强烈致癌物的亚硝胺是 50 倍。因此，吸二手烟对身体健康的危害与吸烟者相似。

据新华网报道，二手烟暴露的高危区域遍及我们生活的各个场所，如：火车站台和公交车站点、绿皮火车的车厢连接处、部分户外景区、办公场所的控烟"死角"、娱乐餐饮场所的包间（电影院、KTV、酒吧、餐厅、棋牌室等）等，这些场所都是二手烟暴露的常见地点，对人们的健康构成潜在威胁，因而持续加强禁烟宣传和执法力度尤为重要。

5. 二手烟与慢阻肺有什么关系？

早在 2008 年前后，研究者就通过对广州地区的调查发现，长期暴露于二手烟的非吸烟者，COPD 发病率增加了 48%。这表明，即便没有主动吸烟，长期接触二手烟也会大大增加罹患 COPD 的风险，并导致咳嗽、咳痰和气喘等症状。

值得关注的是，目前超过 5.4 亿中国人经常接触二手烟，在中国每年有大约10 万人因二手烟而死亡，其中 45% 死于 COPD。

因此，加强对公共场所和家庭中二手烟污染的管控刻不容缓，提高公众对二手烟危害的认知和预防意识十分必要。只有这样，才能有效遏制二手烟导致的COPD 等呼吸系统疾病，保护无辜民众的身体健康。

6. 慢阻肺患者可以间断性用药吗？

根据《慢性阻塞性肺疾病诊治指南（2021 年修订版）》的相关建议，对于COPD 患者，通常不建议间断用药。这一建议的背后有着深厚的医学依据和临床实践经验。

慢阻肺是一种慢性进展性疾病，患者的气道会逐渐变形和狭窄，这一过程是不可逆的，因而，随着时间的推移，慢阻肺的病情会逐渐恶化，而患者所能做的，就是通过持续、规律的治疗来尽量延缓这一过程，减少发病频率和降低发病严重程度。

长期规律用药对于慢阻肺患者至关重要。通过持续规律地服用长效药物，如支气管扩张剂等，患者可以有效控制症状，提高生活质量，并降低因急性加重而住院的风险。

间断用药不仅可能导致症状反复，还可能增加急性加重的风险。当患者间断用药时，症状可能会在短时间内恶化，这既会增加痛苦，还会引发一系列并发症，如呼吸衰竭、心力衰竭等，甚至可能危及生命。

当然，对于某些特殊情况的慢阻肺患者，医生可能会根据具体情况调整用药方案。例如，对于那些合并有其他疾病（如心力衰竭、肾功能不全等）的慢阻肺患者，医生可能会根据他们的具体情况调整药物剂量或用药间隔，但这并不意味着这些患者可以完全间断用药。相反，这些调整通常是为了更好地满足患者的治疗需求，同时避免药物之间的相互作用，减轻药物对身体的负担。

因此，对于慢阻肺患者来说，坚持规律用药是维持病情稳定、预防恶化的关键。只有在医生的指导下，才能适当调整用药方案。但无论如何，患者都不应擅自间断用药。

7. 什么是手卫生?

手卫生就是洗手与手消毒的总称。不洁的手可携带成千上万的微生物，并传播多种疾病。在医院内，70%～80%的医院感染由手卫生不洁引起，日常生活中许多疾病由手卫生不洁而传播。

美国疾病预防控制中心（CDC）的数据证实，卫生保健相关感染，预计每年影响到大约170万住院病人，导致超过9.9万例死亡，同时增加357亿到450亿美元的医疗成本。手卫生是预防院内感染最重要的一步，对患者的安全意义重大。手卫生实施简单，可预防1／3医院获得性感染的发生。

8. 手卫生如何预防慢阻肺病?

细菌和病毒是导致呼吸道感染的主要原因，这些感染也是COPD急性加重的常见诱发因素。经常且正确地洗手可以大大减少这些病原体的传播，从而降低

COPD 发病的风险。养成良好的手卫生习惯和使用正确的洗手技巧是避免病原体侵扰的关键，如在接触公共物品后、用餐前后、如厕后以及咳嗽或打喷嚏后都应该及时洗手。良好的手卫生习惯可以降低感染风险、维护个人健康和预防多种疾病（包括对 COPD 高风险人群的保护）。无论是否已经患有 COPD，都应该养成良好的手卫生习惯，保护自己和他人的健康。

9. 什么是"七步洗手法"？

请记住以下口诀和顺序就可以做到了。洗手技巧（七步洗手法）：

（1）双手掌心对掌心，手指并拢相互揉搓。

（2）掌心对手背手指交错相互揉搓，然后两手交替。

（3）双手掌心对掌心，手指交叉，相互揉搓。

（4）双手互握，揉搓指背，然后两手交替。

（5）拇指在另一手掌中转动揉搓，然后两手交替。

（6）指尖并拢在另一手掌中搓擦，然后两手交替。

（7）双手交替清洗手腕。

10. 保持环境卫生，勤通风可以预防慢阻肺？

长期暴露于空气污染物是造成慢阻肺的重要危险因素之一。常见的室内空气污染物包括烟草烟雾、颗粒物、二氧化氮值、一氧化碳（CO）、挥发性有机化合物和生物过敏原。烟草烟雾和生物质暴露是与慢性阻塞性肺病发展相关的主要室内空气污染物。现代住宅的室内通风方式主要有两种：自然通风和排气系统通风。通常我们所说的通风属于自然通风，即开窗通风，开窗通风有以下 5 个要点需要注意：

（1）时间：一天两个最佳时段。最好选择上午 9 点—11 点、下午 1—3 点之间，这两个时间段内气温相对偏高，沉积在大气底层的有害气体散去，开窗换气的效果较好。空气污染高峰一般在日出前后，因此早晚不宜开窗。

（2）次数：每天不低于 3 次。每天至少开窗通风 3 次，每次通风不少于半小时。天气暖和时可适当增加通风频次和时长。冬季开窗不需要完全敞开，留出一定缝隙即可。

（3）空间：每个房间轮流开窗。

（4）特殊天气：少开窗。当雾霾和沙尘天气、室外大气污染较重时，应关闭门窗。

（5）特殊时间：两个时刻多开。一是厨房做饭时要注意适当开窗，因为煎炸烹炒等烹调方式会产生油烟，最好保持抽油烟机和窗户同时开启，帮助排出气体。烹调结束后，可以继续通风 10 分钟以上。二是打扫房间时可以适当开窗，因为室内的灰尘、尘螨、细菌等物质会因打扫而飘浮在空中，此时开窗通风可以降低污染物密度。

11. 接种流感疫苗可以预防慢阻肺病急性发作吗？

流感疫苗顾名思义，是用来预防流行性感冒病毒的疫苗，属于自费接种疫苗。它是由 3 种不同的流感病毒组成的灭活疫苗，主要作用是预防和控制流感的发生。通过接种流感疫苗，可以减少接种者感染流感的机会或者减轻流感症状。流感疫苗在接种后 2 ～ 3 周内可以产生免疫力，当机体接触疫苗所针对的流感病毒时，就会启动保护性免疫反应，从而帮助预防流感的发生。

12. 慢阻肺病急性发作的主要诱发因素有哪些？

COPD 急性发作（AECOPD）的主要诱发因素包括：

（1）呼吸道病毒感染：如鼻病毒、呼吸道合胞病毒和流感病毒等，这是最常见的触发因素之一。

（2）细菌感染：如流感嗜血杆菌、卡他莫拉菌、肺炎链球菌等，常从痰液中分离出这些细菌。

（3）非典型病原体感染：如肺炎支原体、肺炎衣原体和嗜肺军团菌等。

（4）环境因素：如吸烟、空气污染（尤其是 PM10 和 PM2.5）、冷空气等。

（5）吸入过敏原。

13. 接种流感疫苗可以预防慢阻肺病的急性发作吗？

根据上面问题我们可以了解到，接种流感疫苗可以预防 COPD 的急性发作，预防的关键在于有效防范流感病毒的感染。另外，我国发布的《慢性阻塞性肺疾病诊治指南（2021年修订版）》也指出，患者可通过接种各型疫苗以减少急性加重频率。根据世界卫生组织的建议，由于不同季节的流感病毒株会有所变化，因此建议在每年流感季节前再次接种流感疫苗，以保持免疫效力。

通常推荐 COPD 患者接种的疫苗包括流感疫苗、肺炎球菌疫苗、新冠疫苗、百白破疫苗和带状疱疹疫苗等。国内目前主要使用的流感疫苗包括三价灭活疫苗、四价灭活疫苗和三价减毒活疫苗，这些疫苗在安全性和公共卫生成本效益方面均达到了国际水平，因此，在综合考虑接种时间、疫苗种类、自身身体状况之后，患者可以放心地去当地社区卫生服务中心、医院或诊所等医疗机构接种流感疫苗。

14. 慢阻肺病患者应该多喝水吗？

对所有人来说，保持水分都是很重要的，但对于慢性阻塞性肺病（COPD）患者来说尤其重要。多喝水对于 COPD 患者来说有以下重要性：

（1）补充水分：COPD 患者的气促症状可能导致水分流失加快。多喝水可以充分地补充水分，帮助身体恢复水分平衡。

（2）稀释痰液：COPD 患者的痰液往往较多且黏稠，多喝水可以稀释痰液，利于痰液排出，从而改善咳嗽、咳痰症状。

（3）控制病情：多喝水可以帮助排除体内的废物和毒素，有助于控制病情的发展。

（4）改善营养状况：COPD 患者往往存在营养不良的问题，而摄入水分可以帮助改善这一状况。通过改善呼吸和活动能力，患者可能会有更好的食欲，这样就能够摄入更多的营养物质。此外，适量的水分摄入有助于消化系统正常工作，有利于食物的消化吸收。

（5）预防并发症：多喝水可以促进痰液咳出，从而减少呼吸道感染的风险，预防 COPD 的急性加重。

15. 慢阻肺病患者应该喝多少水？

专家建议没有液体限制的慢性阻塞性肺疾病（COPD）患者每天至少喝大约1.4升即至少6杯的水。一些其他因素可能会影响摄水量。例如，炎热和潮湿的条件会导致出汗和更多的水分流失，可以在这些条件下尽可能多喝水。

需要注意的是，在选择饮用水时，慢阻肺病患者应该避免碳酸类饮料和含有咖啡因成分的饮料，因为这些饮料可能会加重病情。理想的选择应该是白开水或者其他无糖、无咖啡因的饮品。如果患者觉得喝水困难，可以尝试分次、少量地饮水，或者使用吸管来帮助饮水。在某些特殊情况下，如患者出现呼吸困难加重、心力衰竭等症状时，医生可能会建议减少饮水量，以防止肺部水肿和呼吸困难加重。在这种情况下，患者应该听从医生的指导，并定期复查以评估病情变化。

16. 营养不良与慢阻肺的关系

营养不良在慢阻肺患者中是一种常见的并发症，这是由于患者往往因为食欲不佳、消化或吸收问题，无法摄入和利用足够的蛋白质，从而导致能量供应不足。加之持续的喘息症状会大量消耗患者的体能，长期下来，营养不良问题逐渐凸显，严重削弱了患者的免疫力，并大大降低了其生活质量。

17. 低 BMI 与慢阻肺的关系

身体质量指数（BMI）是国际上衡量人体胖瘦程度以及是否健康的一个常用指标，同时也是临床上判断机体营养状况的指标之一，可以评估 COPD 患者的预后状况。研究表明，过低 BMI 的 COPD 患者心肺功能恢复效果、生活质量等均较差，保持合理的体重，控制 BMI，对 COPD 患者以及高风险人群均具有重要意义。

18. 合理膳食、控制体重可以预防慢阻肺吗？

答案是"可以"。法国科研人员在新近出版的《英国医学杂志》上发表的一项研究报告证实，人们只要保持健康的膳食结构，就能明显降低罹患慢性阻塞性肺疾病（简称慢阻肺）的危险，起到预防慢阻肺的作用。

健康的饮食习惯，如摄入高纤维、高蛋白质食物以及适量的不饱和脂肪，可以增强呼吸系统和整体身体的抵抗力，有效降低感染和 COPD 发生的风险。通过合理饮食和运动来控制体重，可以有效减轻心脏和肺部的负担，避免额外的压力加重呼吸肌的工作强度，进一步降低发生 COPD 的可能。

19. 慢阻肺病患者应该如何合理膳食？

以下的膳食建议体现了 COPD 患者与普通人交叉的膳食需求，普通人可根据《中国居民膳食指南》的要求，自行作出调整，来保证合理的饮食：

（1）优质蛋白饮食：摄入优质蛋白，如海鲜、肉类、鸡蛋、鱼类、牛奶等，大豆制品、奶酪等。需要注意的是，肉类也包含了大量的饱和脂肪酸，可能会加重患者的心脏负担，诱发冠心病，因此应适量食用，切勿过量。

（2）高纤维素、高维生素饮食：维生素在人体内具有多种重要功能，包括促进生长发育、抗氧化、维持免疫系统、促进能量代谢以及保护皮肤等。中老年慢阻肺患者由于胃肠功能变差，摄取一些纤维含量丰富的膳食，可促进其消化。

日常的蔬菜和水果中，如胡卜、白萝卜、卷心菜、西红柿、球白菜、芹菜、菜花、茄子、蘑菇、豆类、百合等蔬菜，猕猴桃、香蕉、苹果、荸荠、梨等水果，含有丰富的纤维素和维生素。

（3）低盐饮食：限制钠的摄取（1 克钠 =2.5 克食盐），可以减轻心脏负担，改善呼吸障碍。每日食盐的摄取量不超过 5 克。日常调料均含有一定的钠，如酱料、酱油、鸡精、味精、蘑菇酱等，应纳入限钠的范畴。食用前可关注食品成分表中的钠含量，从而更加准确地作出判断。

（4）少食多餐：每天可吃 5 ~ 6 餐，每次不多吃，既可以促进消化、减轻肠道负担，减少呼吸困难的发生，又能控制体重、增加代谢率，减少肥胖的风险。

（5）饮水：每天饮水约 8 ~ 12 杯，保持 2 ~ 3 升的水分总量。当然，若患有慢性心功能不全、肾脏功能不全时，由于体内水分较难排出，不宜多饮水。

除了通过上述合理的膳食来管理体重，运动也是较为健康的控制体重的方式。与 COPD 患者要进行的康复运动不同，普通人运动强度和运动方式的选择较为自由和宽泛，合理地制定运动计划，以增强体质、改善心肺功能为目标，可以有效地预防 COPD 的发生。常见的运动方式有：快跑、慢走、登山、游泳、跳绳、打太极等运动。

20. 慢阻肺患者可以接种哪些疫苗？

慢阻肺患者由于呼吸系统功能受损，更容易受到一些感染疾病的侵袭。因此，接种适当的疫苗对于预防慢阻肺急性加重和提高患者生活质量具有重要意义。首先，慢阻肺患者可以接种流感疫苗。流感是一种常见的呼吸道疾病，对于慢阻肺患者来说，感染流感可能导致病情急剧恶化。流感疫苗可以有效降低感染流感的风险，减轻疾病症状，对慢阻肺患者具有重要的保护作用。其次，肺炎疫苗也是慢阻肺患者的重要选择。肺炎球菌感染是导致慢阻肺患者病情加重的常见原因，而肺炎疫苗能够预防肺炎球菌感染，从而降低慢阻肺急性加重的风险。

此外，慢阻肺患者还可以考虑接种其他疫苗，如带状疱疹疫苗、麻疹腮腺炎联合减毒活疫苗以及水痘减毒活疫苗等。这些疫苗可以帮助患者预防其他常见的感染疾病，进一步减少慢阻肺急性加重的可能性。

需要注意的是，在接种疫苗前，慢阻肺患者应咨询医生，了解自身的健康状况和疫苗接种的禁忌症。同时，在接种疫苗后，患者也应注意观察身体的反应，如有不适应及时就医。

综上所述，慢阻肺患者可以接种流感疫苗、肺炎疫苗等多种疫苗，以预防常见的感染疾病，降低慢阻肺急性加重的风险。然而，具体的疫苗接种计划应根据患者的具体情况和医生的建议来确定。

21. 如何预防慢阻肺急性加重？

预防慢阻肺急性加重，是一项涉及多方面因素的综合性任务。以下是一些关键步骤和策略，有助于降低慢阻肺急性加重的风险。首先，戒烟是预防慢阻肺急性加重的首要任务。吸烟是慢阻肺发病和恶化的重要原因，因此戒烟对于慢阻肺患者至关重要。同时，避免接触其他有害气体和颗粒物，如工业废气、室内空气污染等，也是预防病情加重的重要措施。其次，保持良好的生活习惯和免疫力也是预防慢阻肺急性加重的关键。患者应保持充足的睡眠，合理饮食，适度锻炼，以提高身体的抵抗力。同时，注意个人卫生，避免感冒和其他呼吸道感染，这些感染可能诱发慢阻肺的急性加重。此外，定期接种疫苗也是预防慢阻肺急性加重的有效手段。肺炎疫苗和流感疫苗可以帮助患者减少因呼吸道感染而引发的病情加重风险。最后，遵医嘱坚持治疗是预防慢阻肺急性加重的重要一环。患者应按照医生的建议，定期使用支气管舒张剂、糖皮质激素等药物，以控制病情并减少急性加重的发生。综上所述，预防慢阻肺急性加重需要患者从多方面入手，包括戒烟、避免接触有害气体和颗粒物、保持良好的生活习惯、提高免疫力、定期接种疫苗以及遵医嘱坚持治疗等。只有这样，才能有效降低慢阻肺急性加重的风险，提高患者的生活质量。

22. 什么是腹式呼吸?

腹式呼吸，又称深层呼吸或横膈膜呼吸，是一种利用腹部肌肉进行呼吸的方式。与常见的胸式呼吸不同，腹式呼吸更强调横膈膜的下降和腹部的扩张，从而更深入地吸入空气，促进氧气的充分吸收。腹式呼吸不仅有助于放松身心，减轻压力和焦虑，还能改善呼吸系统的功能，增强肺部健康。它有助于提高血氧饱和度，促进新陈代谢，增强身体的免疫力。此外，腹式呼吸还对消化系统有良好的调节作用，有助于缓解胃部不适和消化不良等问题。在日常生活中，我们可以通过练习腹式呼吸来改善呼吸习惯，提升身心健康。例如，在早晨起床后或晚上睡前，可以静坐几分钟，专注于腹式呼吸，感受气息在体内的流动。同时，在面对压力或紧张情况时，也可以通过腹式呼吸来平复情绪，保持冷静。

腹式呼吸的步骤如下:

（1）找一个安静舒适的环境，坐下或躺下。

（2）放松肩膀和胸部，让腹部自然舒展。

（3）深吸气时，用鼻子慢慢吸气，让空气填满腹部，同时让膈肌下移。

（4）吸气后，稍作停顿。

（5）慢慢呼气，用嘴巴呼气，让腹部逐渐收缩，同时让膈肌上移。

（6）呼气后，稍作停顿。

（7）重复以上步骤，保持均匀的呼吸节奏。

总之，腹式呼吸是一种简单而有效的呼吸方式，它能帮助我们更好地调节身体状态，提升生活质量。通过持续练习，我们可以逐渐养成腹式呼吸的习惯，让呼吸成为我们健康生活的有力支撑。

23. 适合居家进行的呼吸锻炼有哪些?

居家的呼吸锻炼对于提高肺部功能、增强肺活量、改善呼吸效率和促进身体健康都非常重要。以下是一些适合居家进行的呼吸锻炼:

（1）深呼吸练习：坐直或躺平，深吸气，使胸部和腹部膨胀，然后缓慢呼气。可以尝试控制呼吸的节奏，例如深呼吸 4 秒，憋气 4 秒，缓慢呼气 6 秒。

（2）腹式呼吸：躺下或坐着，将手放在腹部，深吸气时让腹部膨胀，呼气时让腹部缩小，有助于训练膈肌。

（3）唇齿呼吸法：闭上嘴巴，通过鼻子深呼吸，然后缓慢呼气，用舌头轻轻触碰上颚，使呼气更加缓慢。

（4）呼吸计数法：坐着或躺下，尝试保持放松的状态，进行呼吸计数。例如，深呼吸一次算作 1 次，然后尝试逐渐增加到 10 次。

（5）吹气球：吹气球可以训练肺活量和呼吸控制能力。尽量吹大气球，然后缓慢放气。

（6）呼吸与运动结合：例如，在做瑜伽或太极时，注重呼吸与动作的配合，有助于提高呼吸效率和身体灵活性。

进行呼吸锻炼时应注意保持放松、均匀的呼吸节奏，不要过度用力或过度呼吸，以免引起不适。如果有严重的呼吸问题或慢性疾病，请在医生的指导下进行呼吸锻炼。持续进行呼吸锻炼可以帮助改善肺部功能，提高身体健康水平。

⫶? 24. 激素可以预防慢阻肺加重吗？

慢阻肺是一种气道慢性炎症性疾病，其特点包括气流受限和肺部结构改变。激素在慢阻肺的治疗中确实扮演了重要的角色，但它主要用于缓解症状和控制气道炎症，而不是直接预防慢阻肺的加重。激素，特别是肾上腺糖皮质激素，具有较强的抗炎、抗病毒、抗免疫和抗休克的作用，是目前缓解憋喘等症状效果较好的药物，被广泛用于控制慢阻肺的气道炎症。慢阻肺患者采用糖皮质激素治疗，可以缓解呼吸不规律的症状，也能抑制肺部炎症的发生。但是，对于慢阻肺的加重，激素并不能直接起到预防作用。

慢阻肺的加重通常与多种因素有关，包括呼吸道感染、空气污染、吸烟等。为了预防慢阻肺的加重，患者应该避免这些危险因素，保持良好的生活习惯，如戒烟、避免暴露于空气污染的环境中，以及定期接受医生的检查和治疗。

此外，吸入性糖皮质激素主要用于慢阻肺的稳定期治疗，而全身使用糖皮质激素则主要用于急性发作期的治疗。在使用激素时，一定要遵循医生的建议，掌握好应用时机和疗程，以避免不必要的副作用。

总的来说，激素在慢阻肺的治疗中起到了重要的作用，但并不能直接预防慢阻肺的加重。患者应该采取综合措施，包括避免危险因素、保持良好的生活习惯以及接受医生的治疗，以最大程度地减少慢阻肺的加重风险。

25. 慢阻肺病患者应该什么时候接种疫苗，有哪些注意事项？

慢阻肺病患者接种疫苗的时间与种类应根据具体情况和医生建议来确定。一般来说，慢阻肺病患者每年都可以接种流感疫苗，以预防流感病毒感染，减少慢阻肺的急性发作次数。通常建议在流感季节开始之前接种，也就是在每年的秋季，大约是 9 到 10 月份。对于慢阻肺病患者，肺炎疫苗也是推荐接种的，但具体接种时间需要根据疫苗类型（如 23 价肺炎球菌多糖疫苗或 13 价肺炎球菌结合疫苗）和医生的建议来确定。此外，慢阻肺病患者也是新冠疫苗的接种对象之一。具体的接种时间应根据当地疫情、疫苗供应情况以及医生的建议来确定。

在接种疫苗时，慢阻肺病患者需要注意以下几点：

（1）咨询医生：在接种疫苗前，应咨询医生或专业医疗人员，了解自己的身体状况是否适合接种疫苗，以及应该接种哪种疫苗。

（2）身体状况：确保在接种疫苗时身体状况良好，没有严重的急性疾病或发热等症状。如果正处于慢阻肺的急性发作期，需要等待病情稳定后再接种疫苗。

（3）药物使用：告知医生正在使用的药物，包括处方药、非处方药以及补充剂等，以确保疫苗与这些药物之间没有不良反应或相互作用。

（4）接种后观察：接种疫苗后，应在接种地点观察一段时间，以确保没有出现过敏反应或其他不良反应。如果出现任何不适，应及时告知医生或接种人员。

26. 抗生素可以预防慢阻肺急性发作吗？

抗生素在一定程度上可以预防慢阻肺急性发作。这是因为慢阻肺患者多数会同时患有肺气肿，严重时还有可能引发肺心病，这些疾病在发作时常伴有感染。因此，在慢阻肺的整个治疗过程中，抗感染治疗和缓解期的预防感染是非常关键的，抗生素在这个过程中能起到重要作用。预防性使用抗生素可以减少慢阻肺整体急性加重的发生率，并延缓发作。

然而，需要强调的是，并非所有的慢阻肺急性发作都是由细菌感染引起的。实际上，许多慢阻肺的急性发作可能是由其他因素，如空气污染、过敏原暴露、病毒感染等导致的。在这些情况下，抗生素的使用可能并不会带来预期的治疗效果，甚至可能产生不必要的副作用，如肠道菌群失衡、药物过敏反应等。

此外，过度或不当使用抗生素还会导致细菌耐药性增强，这是一个全球性的公共卫生问题。一旦细菌对抗生素产生耐药性，那么在未来遇到真正需要使用抗生素的情况时，可能会面临无药可用的困境。

因此，我们不能简单地将抗生素视为预防慢阻肺急性发作的"万金油"。在决定是否使用抗生素时，医生需要根据患者的具体病情、病史、体征以及实验室检查结果等因素进行综合评估。同时，患者也应该积极配合医生的治疗建议，注意改善生活习惯，加强自我健康管理，以降低慢阻肺急性发作的风险。

综上所述，抗生素在预防慢阻肺急性发作方面并非万能，其使用需要谨慎且遵循专业医生的指导。对于慢阻肺患者来说，除了依赖药物治疗外，更重要的是通过改善生活习惯、加强身体锻炼、保持心理健康等方式来综合预防疾病的发作。

27. 慢阻肺病患者还需要定期体检吗？

对于慢阻肺病患者来说，定期体检是不可或缺的重要环节。这种常见的呼吸系统疾病不仅影响患者的呼吸功能，还可能引发一系列并发症，因此，及时了解病情进展、评估治疗效果以及发现潜在的健康问题至关重要。

首先，定期体检有助于监测慢阻肺病的病情发展。通过肺功能检查、胸部X光或CT等影像学检查，医生可以了解患者肺部结构的变化，判断疾病的严重程度，从而调整治疗方案，这对于控制病情、延缓疾病进展具有重要意义。

其次，定期体检有助于评估治疗效果。慢阻肺病患者通常需要长期用药，定期体检可以帮助医生了解患者对药物的反应，判断治疗效果是否达到预期。如果发现治疗效果不佳，医生可以及时调整治疗方案，确保患者获得最佳的治疗效果。

此外，定期体检还能发现潜在的健康问题。慢阻肺病患者往往伴随着其他健康问题，如心血管疾病、骨质疏松等。通过定期体检，医生可以及早发现这些问题，为患者提供及时的治疗和干预，从而避免病情恶化。

需要注意的是，慢阻肺病患者在进行体检时应选择专业的医疗机构，由经验丰富的医生进行检查。同时，患者也应积极配合医生的治疗建议，保持良好的生活习惯和心态，以更好地控制病情，提高生活质量。

综上所述，慢阻肺病患者需要定期进行体检，以监测病情发展、评估治疗效果以及发现潜在的健康问题。通过科学、规范的治疗和管理，患者可以更好地控制病情，提高生活质量。

28. 如何保持合理体重，对预防慢阻肺有什么好处？

保持合理体重是通过平衡饮食和适量运动来实现的。以下是一些方法：均衡饮食：确保每天摄入足够的营养物质。适量运动：每周至少进行 150 分钟的中等强度有氧运动或 75 分钟的高强度有氧运动。控制饮食习惯：避免过度进食和情绪性进食，尝试控制饮食量，减少零食和高热量食物的摄入。保持健康的生活方式：充足的睡眠对于保持合理体重也很重要。压力管理和情绪调节也可以帮助控制体重。避免过度饮酒和吸烟，饮酒和吸烟会影响体重控制。

保持合理的体重对于预防慢性阻塞性肺病（COPD）是非常重要的，因为体重与肺部健康密切相关。以下是保持合理体重对预防慢阻肺有益的几点原因：

（1）减少肺部负担：过重或肥胖会增加肺部的负担，导致呼吸困难和肺功能下降。保持合理的体重可以减轻肺部的负担，有助于呼吸系统的正常功能。

（2）提高肺功能：合理的体重有助于维持健康的肺功能。肥胖会导致肺活量减少，增加患慢阻肺的风险。通过保持适当的体重，可以预防肺功能下降和慢阻肺的发展。

（3）改善运动能力：体重过重会影响运动能力，导致身体活动受限。适当的体重有助于改善运动能力，增强肺部功能和耐力，预防慢阻肺的发生。

（4）降低慢阻肺风险：肥胖是慢阻肺的危险因素之一。通过保持合理的体重，可以减少患慢阻肺的风险，提高呼吸系统的健康状况。

因此，保持合理的体重是预防慢性阻塞性肺病的重要措施之一。建议通过均衡饮食、适量运动和定期体检来维持健康的体重，从而降低患慢阻肺的风险。

29. 充足睡眠对慢阻肺病患者有什么好处？

现代医学认为：睡眠是一种保护性抑制，可提高机体的免疫力，是机体休养生息、调节精神和储存能量的重要方式。慢阻肺患者在呼吸系统方面的症状体征及不适感较为明显，因而患者的睡眠状态受 COPD 的影响较大，睡眠障碍又进一步影响到机体的多个系统和组织的功能，增加了疾病本身的治疗难度。通常来说，充足的睡眠对 COPD 患者的好处如下：

（1）减轻压力并改善情绪。

（2）提高身体免疫力。

（3）恢复活力，以投入工作和生活。

（4）高质量的睡眠，可以降低 COPD 患者夜间低氧血症、肺动脉高压发生的风险。

（5）提高 COPD 患者的生活质量和生存率。

另外，可以尝试一些睡眠技巧：

（1）晚上 8：00 后不要进食。

（2）规律就寝和起床。

（3）睡前避免使用智能设备。

（4）睡前三小时避免饮酒。

（5）避免吃那些感到胀气的食物。

（6）保持卧室黑暗、舒适、安静。

（7）避免摄入咖啡因。

（8）放松。焦虑和压力会影响睡眠。

第六章 慢阻肺高危人群早期筛查与综合干预

近年来，黑龙江省委、省政府高度重视人民健康，相继出台了一系列政策，积极推进慢性呼吸系统疾病防治。2019 年 8 月份以来，省卫生健康委会同省委宣传部、省教育厅、省体育局等部门，结合《国务院关于实施健康中国行动的意见》《国务院办公厅关于印发健康中国行动组织实施和考核方案的通知》《健康中国行动（2019—2030 年）》相关文件，起草了《健康龙江行动（2019—2030 年）实施方案》。2019 年发布的《健康龙江行动（2019—2030 年）》方案中，以慢阻肺为代表的慢性呼吸疾病防治行动作为十五个专项行动之一纳入其中。同时，黑龙江省 2020 年在抗疫国债支持的"基层呼吸系统疾病早期筛查干预能力提升"子项目，为全省 50% 的基层医疗机构配备了肺功能仪，并广泛开展基层医务人员培训。

2021 年，财政部和国家卫生健康委联合印发《关于下达 2021 年重大传染病防控经费预算的通知》（财社〔2021〕84 号），将"慢性阻塞性肺疾病高危人群早期筛查与综合干预项目"新增为慢性非传染性疾病防治项目的工作任务之一，2021 年开始在全国各省、自治区、直辖市及新疆生产建设兵团选取 160 个区县开展工作，2022 年和 2023 年继续要求在原有项目点继续开展工作，同时 2023 年度新增全国 80 个项目点。

1. 项目目的和意义

本项目是国家投入专项经费惠及民生的重大举措，具有重大的公共卫生和社会意义。在基层已具备肺功能仪的硬件条件和经过慢性呼吸疾病筛查干预能力培训的前提下，开展慢阻肺病高危人群早期筛查和综合干预项目，能够进一步在实践中提高基层医务人员对慢性呼吸疾病的防治意识、能力和水平，弥补基层慢阻肺病筛查和诊治不足的防控短板。本项目通过探索和评估基层慢阻肺病高危人群筛查和干预的模式，提高公众知晓率，早期发现、诊断和干预慢阻肺病高危人群和患者，延缓疾病的发生发展，降低疾病负担，使居民和患者获益。

本项目的具体目标：

（1）为慢阻肺病高危人群提供筛查、干预和长期随访服务，提高慢阻肺病高危人群的早期发现率，提高慢阻肺病患者的早诊早治率；

（2）提升基层医疗卫生机构慢性呼吸系统疾病筛查和干预的能力；

（3）探索慢阻肺病高危人群早期筛查和综合干预的适宜技术和管理模式，为全国范围内的推广奠定基础。

2. 项目开展地区

本项目在全国 31 个省、自治区、直辖市和新疆生产建设兵团共 240 个县（市、区）开展，黑龙江省的哈尔滨市延寿县、鸡西市密山市、双鸭山市宝清县、黑河市北安市、齐齐哈尔市铁锋区、牡丹江市东宁市，共计 6 个地市 6 个县（市、区）参与此项目。截至 2023 年 12 月 31 日，全省 6 个项目县（市、区）为当地百姓 41474 人进行了初步筛查，对筛查出具有慢阻肺高风险的 9404 人进行了高危登记和问卷调查，对其中 7336 人进行了肺功能检查。根据肺功能检查结果对高危人群进行不同分类，开展随访和综合干预。

3. 筛查对象

（1）筛查对象的入选标准如下：①年龄 35—75 周岁；②项目点常住民，筛查前 1 年在项目点内居住 6 个月以上；③自愿参加并且签署知情同意书；

（2）排除标准如下：①近 3 个月患心肌梗死、脑卒中、休克；②近 4 周严重心功能不全、严重心律失常、不稳定性心绞痛；③近 4 周大咯血；④近 3 个月接受过胸部、腹部及眼科手术；⑤精神疾患：有幻听、幻视、服用抗精神病药物或癫痫发作需药物治疗；⑥认知障碍：包括痴呆、理解力障碍等；⑦未控制的高血压病（收缩压 >200mmHg、舒张压 >100mmHg）；⑧心率 >120 次 1 分；⑨主动脉瘤；⑩严重甲状腺功能亢进；⑪妊娠期或哺乳期女性；⑫1 月内有呼吸道传染性疾病（如结核病、流感等）。

4. 高危人群判定

采用电子筛查问卷系统（如二维码等），通过海报、新媒体、入户宣传等方式展开组织动员居民参加线上筛查。线上筛查采用慢阻肺筛查问卷（COPD-SQ 问卷），问卷包括危险因素、临床症状、疾病史、家族史等。问卷筛查系统自动计算得出筛查问卷得分。筛查问卷得分小于 16 分者，为非高危人群，系统提供电子健康科普宣传资料，基层医疗单位定期组织健康宣教活动；筛查问卷得分大于等于 16 分者，为需要参加现场筛查的人群。基层医疗机构组织高危对象进行现场体格检查、肺功能筛查等。

5. 高危人群现场肺功能检查

初筛判定高危人群。在知情同意情况下，基层医疗机构会预约筛查对象，现场开展问卷调查、体格检查（身高、体重、血压、心率、血常规及血氧饱和度监测等）和基础肺功能检查。所有高危对象均需进行支气管舒张前肺功能检查，并将检查结果和基本信息一并放入慢阻肺高危对象健康档案，定期随访管理。

支气管舒张前 FEV1/FVC ≥ 0.7 的人群确定为慢阻肺病高危人群 I，支气管舒张前 FEV1/FVC<0.7 但支气管舒张后 FEV1/FVC ≥ 0.7 的人群确定为慢阻肺病高危人群 II，开展高危人群综合干预。支气管舒张前 FEV1/FVC<0.7 且支气管舒张后仍 FEV1/FVC<0.7 的人群，为拟诊慢阻肺的人群，推荐到上级医院呼吸专科医生处就诊，确定慢阻肺病诊断和治疗方案。

6. 高危对象筛查后的干预与随访

基层医疗机构工作人员对慢阻肺病高危人群（I、II）和慢阻肺病患者进行分级综合干预和随访，制定个性化综合干预指导，如戒烟、改善饮食、减少危险因素暴露、合理运动、心理疏导、建议接种流感疫苗等等。同时，对不同类型危险人群采取不同的健康干预措施。

（1）慢阻肺病高危人群 I 干预：经过肺功能检查确认为慢阻肺病高危人群 I 的筛查对象，即刻开展干预。将慢阻肺病高危人群 I 干预宣传页发放给患者，进行第一次综合干预；在筛查 6 个月后电话随访受试者，了解第一次干预效果，进行第二次综合干预；12 个月后，对高危人群 I 进行随访，开展问卷调查、舒张前肺功能检查与舒张后肺功能检查，并再次进行干预；此后每年进行一次随访和综合干预。

（2）慢阻肺病高危人群 II 干预：经过肺功能检查确认为慢阻肺病高危人群 II 的筛查对象，即刻开展干预。将慢阻肺病高危人群 II 干预宣传页发放给患者，进行第一次综合干预；在筛查 6 个月后对受试者进行面对面随访，再次进行舒张前后肺功能检查，了解肺功能动态变化以及第一次干预效果，进行第二次综合干预；12 个月后，对高危人群 II 进行随访，开展问卷调查、舒张前肺功能检查与舒张后肺功能检查，并再次进行干预；此后每年进行一次随访和综合干预。

（3）慢阻肺病患者干预：经过肺功能检查拟诊为慢阻肺病的筛查对象，建议筛查对象到上级医院由呼吸专科医生进一步明确诊断和治疗；1 个月后电话随访，了解其在上级医院的确诊结果和治疗方案，诊断为慢阻肺病的患者，开展即刻干预，诊断为其他肺部疾病的患者建议其继续在医院专科诊治，随访结束。若复查支气管舒张试验后 FEV1/FVC ≥ 0.7 则归为慢阻肺病高危人群 II；3 个月后，电话随访慢阻肺患者，了解其是否戒烟、是否遵照治疗方案治疗等，同时进行第二次综合干预；12 个月后，对慢阻肺患者进行随访，开展问卷调查、舒张前肺功能检查与舒张后肺功能检查；此后每年进行一次随访和综合干预。

参考文献

[1] Wang C, Xu J, Yang L, et al. Prevalence and risk factors of chronic obstructive pulmonary disease in China (the China Pulmonary Health [CPH] study): a national cross-sectional study. Lancet. 2018;391(10131):1706-1717. doi:10.1016/S0140-6736(18)30841-9

[2] Safiri S, Carson-Chahhoud K, Noori M, et al. Burden of chronic obstructive pulmonary disease and its attributable risk factors in 204 countries and territories, 1990-2019: results from the Global Burden of Disease Study 2019. BMJ. 2022 Jul 27;378:e069679. doi: 10.1136/bmj-2021-069679. PMID: 35896191; PMCID: PMC9326843.

[3] 黄可, 杨汀. 慢性阻塞性肺疾病的筛查与早期诊断 [J]. 中华结核和呼吸杂志, 2021, 44(3):4.DOI:10.3760/cma.j.cn112147-20200727-00850.

[4] 王临虹, 方利文, 吴静. 中国居民慢性阻塞性肺疾病监测报告. 2014-2015[M]. 北京：人民卫生出版社,2018.

[5] 葛均波, 徐永健, 王辰. 内科学. 第 9 版 [M]. 北京：人民卫生出版社,2018.

[6] Negewo NA, Gibson PG, McDonald VM. COPD and its comorbidities: Impact, measurement and mechanisms. Respirology. 2015 Nov;20(8):1160-71. doi: 10.1111/resp.12642. Epub 2015 Sep 16. PMID: 26374280.

[7] Raherison C, Girodet PO. Epidemiology of COPD. Eur Respir Rev. 2009 Dec;18(114):213-21. doi: 10.1183/09059180.00003609. PMID: 20956146.

[8] Ko FW, Chan KP, Hui DS, et al. Acute exacerbation of COPD. Respirology. 2016 Oct;21(7):1152-65. doi: 10.1111/resp.12780. Epub 2016 Mar 30. PMID: 27028990; PMCID: PMC7169165.

[9] Kahnert K, Jörres RA, Behr J, Welte T. The Diagnosis and Treatment of COPD and Its Comorbidities. Dtsch Arztebl Int. 2023 Jun 23;120(25):434–444. doi: 10.3238/arztebl. m2023.027. PMID: 36794439; PMCID: PMC10478768.

[10]Lareau SC, Fahy B, Meek P, Wang A. Chronic Obstructive Pulmonary Disease (COPD). Am J Respir Crit Care Med. 2019 Jan 1;199(1):P1–P2. doi: 10.1164/rccm.1991P1. PMID: 30592446.

[11]Hattab Y, Alhassan S, Balaan M, Lega M, Singh AC. Chronic Obstructive Pulmonary Disease. Crit Care Nurs Q. 2016 Apr–Jun;39(2):124–30. doi: 10.1097/ CNQ.0000000000000105. PMID: 26919673.

[12]Venkatesan P. GOLD COPD report: 2024 update. Lancet Respir Med. 2024 Jan;12(1):15–16. doi: 10.1016/S2213–2600(23)00461–7. Epub 2023 Dec 4. PMID: 38061380.

[13]Janssens W, Verleden GM. Non pharmacological interventions in COPD. Eur Respir Rev. 2023 Mar 22;32(167):230028. doi: 10.1183/16000617.0028–2023. PMID: 36948503; PMCID: PMC10032612.

[14]Rahi MS, Thilagar B, Balaji S, Prabhakaran SY, Mudgal M, Rajoo S, Yella PR, Satija P, Zagorulko A, Gunasekaran K. The Impact of Anxiety and Depression in Chronic Obstructive Pulmonary Disease. Adv Respir Med. 2023 Mar 10;91(2):123–134. doi: 10.3390/arm91020011. PMID: 36960961; PMCID: PMC10037643.

[15]Qian Y, Cai C, Sun M, Lv D, Zhao Y. Analyses of Factors Associated with Acute Exacerbations of Chronic Obstructive Pulmonary Disease: A Review. Int J Chron Obstruct Pulmon Dis. 2023 Nov 24;18:2707–2723. doi: 10.2147/COPD.S433183. PMID: 38034468; PMCID: PMC10683659.

[16]van Dijk SHB, Brusse–Keizer MGJ, Effing T, van der Valk PDLPM, Ploumen EH, van der Palen J, Doggen CJM, Lenferink A. Exploring Patterns of COPD Exacerbations and Comorbid Flare–Ups. Int J Chron Obstruct Pulmon Dis. 2023 Nov 16;18:2633–2644. doi: 10.2147/COPD.S428960. PMID: 38022827; PMCID: PMC10657781.

[17]Ghafil NY, Dananah FM, Hassan ES, Alkaabi YSA. Comorbidities in patients with

chronic obstructive pulmonary disease: a comprehensive study. J Med Life. 2023 Jul;16(7):1013–1016. doi: 10.25122/jml–2022–0057. PMID: 37900064; PMCID: PMC10600672.

[18] Twinamasiko B, Mutekanga A, Ogueri O, Kisakye NI, North CM, Muzoora C, Muyanja D. Factors Associated with Chronic Obstructive Pulmonary Disease: A Hospital–Based Case–Control Study. Int J Chron Obstruct Pulmon Dis. 2023 Nov 10;18:2521–2529. doi: 10.2147/COPD.S426928. PMID: 38022824; PMCID: PMC10644879.

[19] Tang W, Rong Y, Zhang H, Lin W, Zeng W, Wu W. Screening and early diagnosis of chronic obstructive pulmonary disease: a population study. BMC Pulm Med. 2023 Nov 3;23(1):424. doi: 10.1186/s12890–023–02728–6. PMID: 37924038; PMCID: PMC10623865.

[20] Doke PP. Chronic respiratory diseases: A rapidly emerging public health menace. Indian J Public Health. 2023 Apr–Jun;67(2):192–196. doi: 10.4103/ijph.ijph_726_23. PMID: 37459011.

[21] 中华医学会呼吸病学分会慢性阻塞性肺疾病学组，《慢性阻塞性肺疾病合并心血管疾病诊治管理专家共识》撰写组 . 慢性阻塞性肺疾病合并心血管疾病诊治管理专家共识 . 中华结核和呼吸杂志，2022，45(12):1180–1191. DOI:10.3760/cma.j.cn112147–20220505–00380.

[22] 慢性阻塞性肺疾病中西医结合管理专家共识写作组 . 慢性阻塞性肺疾病中西医结合管理专家共识（2023 版）. 中国全科医学，2023，26(35):4359–4371. DOI:10.12114/j.issn.1007–9572.2023.0348.

[23] 中国县域慢性阻塞性肺疾病筛查专家共识编写专家组，中国医师协会呼吸医师分会基层工作委员会 . 中国县域慢性阻塞性肺疾病筛查专家共识（2020年）. 中华医学杂志，2021，101(14):989–994. DOI:10.3760/cma.j.cn112137–20201109–03037.

[24] 张长皓，徐保平，申昆玲 . 儿童哮喘与慢性阻塞性肺疾病的相关性研究进展 . 国际儿科学杂志，2018，45(12):907–910. DOI:10.3760/cma.j.issn.1673–4408.2018.12.002.

[25] 王浩，文富强 . 2023 年慢性阻塞性肺疾病全球倡议（GOLD）更新解读 . 中

华结核和呼吸杂志，2023，46(05):543-546. DOI:10.3760/cma.j.cn112147-20221116-00902.

[26] 龚霞,孙健.小气道疾病与早期慢性阻塞性肺疾病关系的研究进展[J].浙江医学,2023,45(22):2455-2459.

[27]《中国吸烟危害健康报告2020》编写组.《中国吸烟危害健康报告2020》概要[J].中国循环杂志,2021(010):036.

[28] Sin DD, Doiron D, Agusti A, Anzueto A, Barnes PJ, Celli BR, Criner GJ, Halpin D, Han MK, Martinez FJ, Montes de Oca M, Papi A, Pavord I, Roche N, Singh D, Stockley R, Lopez Varlera MV, Wedzicha J, Vogelmeier C, Bourbeau J; GOLD Scientific Committee. Air pollution and COPD: GOLD 2023 committee report. Eur Respir J. 2023 May 11;61(5):2202469. doi: 10.1183/13993003.02469-2022

[29] Postma DS, Bush A, van den Berge M. Risk factors and early origins of chronic obstructive pulmonary disease. Lancet. 2015 Mar 7;385(9971):899-909. doi: 10.1016/S0140-6736(14)60446-3. Epub 2014 Aug 11. PMID: 25123778.

[30] Scheerens C, Nurhussien L, Aglan A, Synn AJ, Coull BA, Koutrakis P, Rice MB. The impact of personal and outdoor temperature exposure during cold and warm seasons on lung function and respiratory symptoms in COPD. ERJ Open Res. 2022 Mar 14;8(1):00574-2021. doi: 10.1183/23120541.00574-2021PMID: 35295231; PMCID: PMC8918937.

[31] Zhao Q, Li S, Coelho MSZS, Saldiva PHN, Xu R, Huxley RR, Abramson MJ, Guo Y. Ambient heat and hospitalisation for COPD in Brazil: a nationwide case-crossover study. Thorax. 2019 Nov;74(11):1031-1036. doi: 10.1136/thoraxjnl-2019-213486. Epub 2019 Sep 13. PMID: 31519815.

[32] Ribeiro JD, Fischer GB. Chronic obstructive pulmonary diseases in children. J Pediatr (Rio J). 2015 Nov-Dec;91(6 Suppl 1):S11-25.

[33] Suri R, Markovic D, Woo H, Arjomandi M, Barr RG, Bowler RP, Criner G, Curtis JL, Dransfield MT, Drummond MB, Fortis S, Han MK, Hoffman EA, Kaner RJ, Kaufman JD, Krishnan JA, Martinez FJ, Ohar J, Ortega VE, Paine Iii R, Soler X, Woodruff PG, Hansel NN, Cooper CB, Tashkin DP, Buhr RG, Barjaktarevic IZ. The Effect of

Chronic Altitude Exposure on COPD Outcomes in the SPIROMICS Cohort. Am J Respir Crit Care Med. 2024 Mar 20.

[34] Xiong H, Huang Q, He C, Shuai T, Yan P, Zhu L, Yang K, Liu J. Prevalence of chronic obstructive pulmonary disease at high altitude: a systematic review and meta-analysis. PeerJ. 2020 Apr 3;8:e8586.

[35] Martinez FJ, Agusti A, Celli BR, Han MK, Allinson JP, Bhatt SP, Calverley P, Chotirmall SH, Chowdhury B, Darken P, Da Silva CA, Donaldson G, Dorinsky P, Dransfield M, Faner R, Halpin DM, Jones P, Krishnan JA, Locantore N, Martinez FD, Mullerova H, Price D, Rabe KF, Reisner C, Singh D, Vestbo J, Vogelmeier CF, Wise RA, Tal-Singer R, Wedzicha JA. Treatment Trials in Young Patients with Chronic Obstructive Pulmonary Disease and Pre-Chronic Obstructive Pulmonary Disease Patients: Time to Move Forward. Am J Respir Crit Care Med. 2022 Feb 1;205(3):275-287.

[36] Celli BR, MacNee W; ATS/ERS Task Force. Standards for the diagnosis and treatment of patients with COPD: a summary of the ATS/ERS position paper. Eur Respir J. 2004;23(6):932-946.

[37] Kurmi OP, Semple S, Simkhada P, Smith WC, Ayres JG. COPD and chronic bronchitis risk of indoor air pollution from solid fuel: a systematic review and meta-analysis.Thorax.2010;65(3):221-228.doi:10.1136/thx.2009.124644

[38] Pasipanodya JG, Miller TL, Vecino M, et al. Pulmonary impairment after tuberculosis. Chest. 2007;131(6):1817-1824. doi:10.1378/chest.06-2954

[39] Liu, Y., et al. (2019). Occupational exposure to coal dust and risk of chronic obstructive pulmonary disease: A systematic review and meta-analysis. PLoS One, 14(1), e0210247.

[40] Schenker, M. B. (2010). Exposures and health effects from inorganic agricultural dusts. Environmental Health Perspectives, 118(4), 303-309.

[41] Hnizdo, E., & Vallyathan, V. (2003). Chronic obstructive pulmonary disease due to occupational exposure to silica dust: a review of epidemiological and pathological evidence. Occupational and Environmental Medicine, 60(4), 237-243.

[42] Mastrangelo, G., et al. (2003). Metal fume fever: an additional risk factor for welding-related respiratory disorders in pig welders. Journal of Occupational and Environmental Medicine, 45(10), 1103-1107.

[43] 刘贤兵, 李芳, 徐宁等. 戒烟干预对早期稳定期慢性阻塞性肺疾病患者气道局部免疫及生活质量的影响研究 [J]. 中国全科医学, 2021,24(23):2927-2939.

[44] Tashkin DP. Smoking Cessation in Chronic Obstructive Pulmonary Disease. Semin Respir Crit Care Med. 2015;36(4):491-507. doi:10.1055/s-0035-1555610

[45] 纪凤敏. 护理干预辅以行为疗法对慢性阻塞性肺疾病患者戒烟行为的影响 [J]. 护理管理杂志, 2013,13(01):34-35.

[46] 李恂, 董丽君, 孙百军等. 吸烟者戒烟意愿及影响因素分析 [J]. 中国预防医学杂志, 2010, 11 (7): 663—667.

[47] 马含俏, 刘涵, 金倩莹等. 社区吸烟者心理特质及其对尼古丁依赖程度的影响研究 [J]. 中国全科医学, 2020,23(15):1889-1894+1903.

[48] 李新宇, 曹柠梦, 陈海德等. 男性吸烟者吸烟利弊权衡及其与戒烟意向关系 [J]. 中国公共卫生, 2018,34(05):640-642.

[49] Myung SK, Seo HG, Cheong YS, et al. Association of sociodemographic factors,smoking-related beliefs, and smoking restrictions with intention to quit smoking in Korean adults: findings from the ITC Korea Survey[J].Journal of Epidemiology, 2012,22(1):21-27.

[50] 被动吸烟危害巨大——长期吸"二手烟"者近半数罹患慢阻肺导致死亡 [J]. 中华中医药学刊, 2008(06):1271.

[51] 王凤燕, 张冬莹, 梁振宇等. 面向全科医生的《慢性阻塞性肺疾病诊治指南(2021年修订版)》解读 [J]. 中国全科医学, 2021,24(29):3660-3663+3677.

[52] 孔德慧, 范中杰. 慢性阻塞性肺疾病与空气污染相关性研究进展 [J]. 中国公共卫生, 2021,37(09):1438-1442.

[53] Duan R R, Hao K, Yang T. Air pollution and chronic obstructive pulmonary disease[J]. Chronic diseases and translational medicine, 2020, 6(04): 260-269.

[54] 王靖, 胡特, 谢玉川等. 现代住宅室内通风方式探讨 [J]. 制冷与空调 (四川),2003(02):15-17.

[55]Budhiraja R, Siddiqi TA, Quan SF. Sleep disorders in chronic obstructive pulmonary disease: etiology, impact, and management. J Clin Sleep Med. 2015 Mar 15;11(3):259–70. doi: 10.5664/jcsm.4540IF: 4.3 Q2 . PMID: 25700872; PMCID: PMC4346647.

[56] 何成建 . 慢阻肺患者睡眠障碍发生率及影响因素研究分析 [J]. 世界睡眠医学杂志 ,2021,8(09):1645–1647.

[57] 蔡简繁 , 黄玉蓉 , 罗倩等 . 疫苗接种对慢性阻塞性肺疾病的作用研究进展 [J]. 实用临床医学 ,2023,24(06):135–138.DOI:10.13764/j.cnki.lcsy.2023.06.034.

[58] 中华预防医学会疫苗与免疫分会 . 主要慢性病人群流感疫苗和肺炎球菌疫苗接种专家共识［J］. 中国疫苗和免疫， 2021， 27(6):711–742.

[59] 杨光平 . 健康饮食预防慢阻肺 [J]. 家庭医学：上半月 , 2017(11):1.

[60] 雷章芳 . 慢阻肺患者营养不良该怎么吃 [J]. 家庭医学 (下半月),2023,(05):40.

[61] 洪冬 . 体重指数与慢性阻塞性肺病临床特征性研究 [J].[2024–05–20].

[62] 吴涛 . 如何预防慢阻肺的急性加重 [J]. 人人健康 ,2023,(31):35.

[63]Ma X, Yue ZQ, Gong ZQ, Zhang H, Duan NY, Shi YT, Wei GX, Li YF. The Effect of Diaphragmatic Breathing on Attention, Negative Affect and Stress in Healthy Adults. Front Psychol. 2017 Jun 6;8:874. doi: 10.3389/fpsyg.2017.00874. PMID: 28626434; PMCID: PMC5455070.

[64] 慢性阻塞性肺疾病糖皮质激素规范管理专家共识（2021 版）[J]. 中华结核和呼吸杂志 ,2021,44(12):1054–1061.

[65] 老年人流感和肺炎链球菌疫苗接种中国专家建议写作组 , 中华医学会老年医学分会呼吸学组 , 中华老年医学杂志编辑部 . 老年人流感和肺炎链球菌疫苗接种中国专家建议 [J]. 中华老年医学杂志 , 2018, 37(02): 113–122.

[66] 中华预防医学会 , 中华预防医学会疫苗与免疫分会 . 肺炎球菌性疾病免疫预防专家共识 (2020 版)[J]. 中华流行病学杂志 , 2020, 41(12): 1945–1979.

[67] Lyon C, Colangelo H, DeSanto K. Antibiotic Prophylaxis for COPD Exacerbations. American family physician. 2018, 97(8): 527–528.

[68]Gavish R, Levy A, Dekel OK, Karp E, Maimon N. The Association Between Hospital Readmission and Pulmonologist Follow–up Visits in Patients With COPD. Chest.

2015 Aug;148(2):375–381. doi: 10.1378/chest.14–1453. PMID: 25611698.

[69] Global Initiative for Chronic Obstructive Lung Disease (GOLD). Global Strategy for the Diagnosis, Management, and Prevention of Chronic Obstructive Pulmonary Disease. 2020. Available from: https://goldcopd.org/wp–content/uploads/2019/12/GOLD–2020–FINAL–ver1.2–03Dec19_WMV.pdf

[70] Vozoris, N. T., & O'Donnell, D. E. (2012). Prevalence, risk factors, activity limitation and health care utilization of an obese, population–based sample with chronic obstructive pulmonary disease. Canadian respiratory journal, 19(3), e18–e24.

[71] 吴玲 . 慢性阻塞性肺疾病患者营养不良发生率及影响因素探讨 [J]. 医药前沿 ,2012(28):54.

[72] 陈敏 . 慢阻肺患者稳定期应如何运动 ?[J]. 养生保健指南 ,2020(21):78.

[73] 张雷霞 . 心理护理干预在老年慢性阻塞性肺疾病患者护理中的应用效果 [J]. 临床合理用药杂志 ,2016(15):2.DOI:10.15887/j.cnki.13–1389/r.2016.15.078.

[74] 曹建芬 , 钟凯 , 李为 . 慢性阻塞性肺疾病患者的心理状况与社会支持的相关性研究 [J]. 中外医学研究 ,2012,10(13):3.DOI:10.3969/j.issn.1674–6805.2012.13.005.

[75] 刘风云 . 焦虑抑郁症患者心理疏导护理的疗效 [J]. 养生保健指南 : 医药研究 ,2015(12):1.

[76] 罗纪 . 戒烟的社区健康教育技巧 [J]. 中国全科医学 : 医生读者版 ,2009(5):2.

[77] 李成龙 . 社会支持视域下戒烟在线社区知识共享研究 [D]. 华中师范大学 [2024–04–21].

[78] 林永峰 , 孙健平 . 健康信念模式的社区控烟心理干预研究 [J]. 中国全科医学 ,2010,13(07):775–777.

[79] 玉洁 , 张楠 , 卢立新 . 北京市西城区居民吸烟与戒烟状况调查分析 [J]. 中国健康教育 ,2019,35(07):652–653+668.DOI:10.16168/j.cnki.issn.1002–9982.2019.07.019

[80] 白雪莲 . 不能不知的慢阻肺居家护理知识 [J]. 家庭生活指南 ,2024,40(3):142–143.

[81] 张莉 . 慢阻肺患者的家庭健康指导 [J]. 健康必读 , 2018, 000(036):280.

[82] 贾大平 . 慢性阻塞性肺疾病患者居家指南 [J]. 健康必读 ,2019(29):205.

[83] 曹建芬 , 钟凯 , 李为 . 慢性阻塞性肺疾病患者的心理状况与社会支持的相关性研究 [J]. 中外医学研究 ,2012,10(13):3.DOI:10.3969/j.issn.1674-6805.2012.13.005.

[84] 杨柯君 . 吸烟是 "慢阻肺" 最重要的危险因素 [J]. 上海医药 ,2013,34(18):59.

[85] Higgins, M.W., Keller, J.B., Landis, J.R., Beaty, T.H., Burrows, B., DeMets, D.L., Diem, J.E., Higgins, I.T., Lakatos, E., Lebowitz, M.D., Menkes, H.A., Speizer, F.E., Tager, I.B., & Weill, H. (2015). Risk of Chronic Obstructive Pulmonary Disease. The American review of respiratory disease.

[86] 李文峰 . 慢性阻塞性肺疾病患病危险因素的病例对照研究 [J]. 南方医科大学学报 ,2010,30(08):2009-2010+2012.

[87] 何权瀛 . 搞好家庭长程氧疗改 善慢性阻塞性肺疾病患者生存质量 [J]. 中华全科医师杂志 ,2004,(04):15-16.

[88] 吴翠娟 . 慢性阻塞性肺疾病患者危险因素及健康教育 [J]. 医学理论与实践 ,2013,26(11):1523-1524.DOI:10.19381/j.issn.1001-7585.2013.11.082

附录 1. 黑龙江省慢阻肺高危人群 早期筛查与综合干预项目 工作方案

一、背景

慢性阻塞性肺疾病（简称慢阻肺）是我国最常见的慢性呼吸系统疾病。中国居民慢阻肺监测结果显示，我国 40 岁及以上人群慢阻肺患病率为 13.6%，知晓率为 0.9%，40 岁及以上人群肺功能检查率低，仅为 4.5%。国家卫生健康委近年来虽然将"40 岁及以上居民肺功能检查率"指标纳入《中国防治慢性病中长期规划（2017—2025 年）》，并在《健康中国行动（2019—2030 年）》的慢性呼吸疾病防治专项行动中做了大量工作，来改善慢阻肺防治现况，但是基层慢阻肺防治体系和能力建设仍较为滞后，严重制约着我国重大疾病综合防控体系的发展。

2021 年，财政部和国家卫生健康委在联合印发《关于下达 2021 年重大传染病防控经费预算的通知》（财社〔2021〕84 号）中新增了"慢性阻塞性肺疾病高危人群早期筛查与综合干预项目"。项目要求在每个项目点通过实践完成一定数量的慢阻肺高危人群筛查及对筛查出的高危个体开展肺功能检查和针对性的干预随访管理，帮助基层医疗卫生机构提升慢阻肺防治工作能力，为政府政策制定提供决策支持，同时也使广大百姓从项目中获得健康收益，减轻慢性呼吸疾病带来的健康危害，提升国民的呼吸健康水平。

二、总体目标

（1）为慢阻肺高危人群提供筛查、干预和长期随访服务，提高慢阻肺高危人群的早期发现率，提高慢阻肺患者的早诊早治率。

（2）提升基层医疗卫生机构慢性呼吸系统疾病筛查和干预的能力。

（3）探索慢阻肺高危人群早期筛查和综合干预的适宜技术和管理模式，为全省范围内的推广奠定基础。

三、项目实施

（一）项目前期准备

1.成立项目办公室

省级项目办公室设置在省疾控中心慢病所，协助省卫生健康委进行项目统筹管理，负责本省项目实施的技术支持。具体工作内容为制定省级年度工作方案，明确工作任务内容；组织开展项目省级技术培训与现场技术指导；开展数据分析和报告等工作。

市级：项目点所属市级疾控要抽调专家参与到项目管理中，协助省级项目办共同做好项目的管理、现场指导与质量控制工作。

项目点：项目点要在当地卫生健康局领导下成立项目点项目办公室，确定项目具体执行单位、职责分工，负责日常工作统筹管理和质量控制工作。项目承担单位作为项目的具体执行单位，负责组织动员，开展线上问卷筛查（初筛）、组织开展现场问卷调查和肺功能检查工作，并对慢阻肺高危人群开展后续综合干预，同时接受各级行政主管部门和项目办公室的考核与评估。

2.确定项目承担单位

各项目点要确定一定数量的基层医疗卫生机构或者符合项目要求的二级以上医疗机构作为项目承担单位。这些项目承担单位需购置符合《关于印发公共卫生体系建设和重大疫情防控体系建设项目采购设备参数指导的通知》（黑卫财审函〔2020〕175号）文件要求的肺功能检测设备并完成肺功能设备的安装调试，每家单位至少要有 2 名工作人员已完成"基层呼吸系统疾病早期筛查与综合干预能力提升项目"三级培训。

3. 物资采购及准备

各项目点要在项目现场调查前完成知情同意书、项目宣传海报、预约信及健康干预宣传彩页等材料印刷。配置符合项目要求的电子血压计、身高体重计、经皮血氧饱和度检测仪、二代身份证读卡器、工作用电脑及附件（如扫码枪、U 盘、笔记本电脑应配备单独输入数字小键盘）等设备，具体指标参数详见国家项目办的《工作手册》。购置现场调查时使用的与肺功仪匹配的一次性咬口、细菌过滤器、鼻夹、垃圾筒、N95 口罩及普通医用口罩等耗材。购置支气管舒张剂、酒精、消毒剂等药品或试剂。

4. 人员培训

在具备开展现场调查前两周，项目点办公室要收集下辖承担单位的每名肺功能检测人员操作的 2 个实验对象的肺功能检查报告（包含舒张前肺流量—容积曲线图和相关指标检测结果）报省级项目办。省项目办质控人员将对项目点肺功能人员操作水平进行评估，60% 以上检测报告评级达 B 级以上被认为评估结果合格，会联络项目点开展省级项目技术培训。评估结果不合格的项目点需组织肺功能检测人员深造学习，再次提交肺功能检查报告进行评估，直至合格。

省级项目技术培训将在项目点采取现场培训方式进行，培训场地要具备网络以方便因疫情防控需要无法到场专家授课和必要时多场次同步授课需求。培训对象为该项目点全体参与项目人员。省级技术培训将严格按照国家项目办制定的《质控方案》进行，严格会议签到并开展学员考核，考核合格学员方可参与现场调查工作。

（二）线上筛查工作

项目点各承担单位在通过海报、新媒体、入户宣传等方式展开组织动员后，即可组织适龄居民参加线上筛查工作。具体工作内容为项目点项目办公室通过筛查系统为每个项目承担单位建立独立的二维码，居民通过手机扫码自行或在工作人员协助下完成线上筛查填报信息工作。线上筛查需要填写的信息包括线上筛查知情同意书、个人信息、慢阻肺筛查问卷（COPD-SQ 问卷）。填写完毕后，系统会自动计算得出筛查问卷得分。得分低于 16 分的对象，由系统自动推送相关健康教育信息至调查对象手机，即完成项目任务，有条件的基层医疗机构可登记或留存这些对象信息为其他工作服务。得分大于或等于 16 分的对象，由具体承担单位后期对其进行预约开展现场筛查和健康干预工作。

（三）现场筛查与健康干预

项目承担单位在进行相关准备工作（场地布置、设备调试、物资查验等）后，可在项目信息管理化平台中导出现场筛查人员名单，开展电话或入户预约，通知筛查时间和地点，开展详细问卷调查、身体测量和舒张前和 / 或后肺功能检查。为了避免人群聚集，建议每次预约到现场筛查人数不超过 40 人 / 半天。

1. 签署知情同意书

筛查对象到达筛查现场后，工作人员要核对身份信息，确认无误和符合入选排除标准后，对筛查对象充分告知项目的目的、潜在风险和利益以及其他有关的关键问题（包括但不限于项目检查全部免费，项目之后每年都会做随访问卷调查和肺功能检查）后，签署知情同意书。知情同意书拍照上传系统后，进入筛查之后工作流程。纸版知情同意书保留在项目点办公室。

对于不能依从本项目流程和拒绝之后随访的个体，不宜入选。

2. 问卷调查

筛查对象在完成身份确认及知情同意书签署后，由现场工作人员协助进行基线问卷填写（全程使用电脑协助调查，禁止使用纸质问卷调查后期补录数据），问卷填写内容包括基本信息、吸烟状况、体力活动、病史等相关信息。

3. 身体测量

完成现场调查问卷后，筛查对象需进一步完成心率、血压、外周血氧饱和度、身高、体重、腰围、臀围各项目检查。

4.肺功能检查

身体测量完成后，由项目承担单位的肺功能检查人员进行禁忌症确认，之后开展肺功能受试指导，舒张前肺功能检查，获得 3 次可接受、可重复的呼气结果。对那些舒张前肺功能检查 FEV1/FVC<0.7 的患者，经确认无支气管舒张试验禁忌症后，要进一步行支气管舒张试验，再次获得 3 次可接受、可重复的呼气结果。

5.现场健康干预

由项目承担单位安排医师对所有参与现场筛查的对象开展分类健康干预。

（1）慢阻肺高危人群Ⅰ（支气管舒张前 FEV1/FVC ≥ 0.7）：发放慢阻肺高危人群Ⅰ干预宣传页并向调查对象讲解肺功能检查结果，开展第一次综合干预。

（2）慢阻肺高危人群Ⅱ（支气管舒张前 FEV1/FVC<0.7 但支气管舒张后 FEV1/FVC ≥ 0.7）：发放慢阻肺高危人群Ⅱ干预宣传页并向调查对象讲解肺功能检查结果，开展第一次综合干预。

（3）拟诊慢阻肺的人群（支气管舒张前后 FEV1/FVC<0.7）：强调改变不良生活方式，早诊早治可减缓疾病进展，并推荐到上级医院呼吸专科医生处就诊，确定慢阻肺诊断和治疗方案。

（四）后期随访干预

由项目承担单位依据高危对象分类在不同时限内开展后期随访干预工作。

1.现场筛查完成后 1 个月电话随访

随访对象为拟诊慢阻肺的人群，了解其在上级医院确诊结果和治疗方案。若诊断为慢阻肺，则开展一次健康干预。若诊断为其他肺部疾病，建议其继续在专科就诊。若上级医院复查支气管舒张试验后 FEV1/FVC ≥ 0.7 则归为慢阻肺高危人群Ⅱ，按慢阻肺高危人群Ⅱ执行后续随访干预。

2.现场筛查完成后 3 个月电话随访

随访对象为确诊慢阻肺的人群，了解其是否戒烟、是否遵照治疗方案治疗等信息，并进行第二次综合干预。

3.现场筛查完成后6个月随访

（1）电话随访：随访对象为慢阻肺高危人群Ⅰ，了解现场调查时干预效果（戒烟与运动情况等），并进行第二次综合干预。

（2）面对面随访：随访对象为慢阻肺高危人群Ⅱ，再次进行舒张前后肺功能检查，了解肺功能动态变化以及第一次干预效果后，进行第二次综合干预。

4.年度面对面随访

随访对象为参加过现场筛查的所有对象，在现场筛查或上一年度随访完成的12个月后开展。要进行问卷调查和肺功能检查，同时还要通过医保或疾控等部门获取随访人群的全因住院信息、死亡信息及慢阻肺患者疾病急性加重住院信息。

（五）数据传输与管理

各级项目办及项目点承担单位质控人员通过项目信息管理化平台进行项目日常管理、监督和数据质控。项目点承担单位具体工作人员通过安装项目电子数据采集软件的电脑开展现场数据采集录入。每日现场工作完成后，项目数据员需将肺功能检查数据和报告、采集的调查数据上传到专项系统。所有项目数据将被储存于国家专用服务器上，不同工作人员需要用唯一的用户名和密码登录系统进行访问，因个人权限不同将获得差别化的数据信息。省级和市级质控员将依托信息平台开展数据质控及肺功能报告的质控工作。省级卫生健康行政部门和省级技术指导单位拥有本省项目数据的使用权，各项目点及所属市需要该项目属地数据时，需向省级项目办申请。

四、经费管理

本项目工作经费为中央财政拨付的项目经费，县（区）卫生健康局要协调当地财政部门在项目运行中足额匹配经费，不得挪用、占用，以确保项目工作如期进行。各级项目单位要在符合当地财政部门的要求下合理安排和使用专项资金，专款专用，不得超范围支出。在项目完成后，应配合财政部门和卫生健康部门组织的审计，对违反财政规定、虚报、冒领、截留、挤占、挪用项目资金的单位和个人，将按照国家有关规定处理。

五、质量控制

省市质控组：依据国家项目办制定的《慢阻肺高危人群筛查和综合干预项目质控手册（第一版）》协调上下级质控工作；监督项目点启动前筹备工作；组织省、区县和项目点各级质控培训；组织开实施项目点的现场考核；负责本省中心数据监测；监督下级质控工作；负责本省项目数据的管理和审核。

项目点质控组：负责本区县内项目推动和质量控制。监督项目承担单位启动前的筹备工作；组织并实施对项目承担单位的现场考核；负责本区县项目点数据监测，处理项目运行期间的质量事件；负责本区县项目点的项目数据管理和审核。

六、考核评估

（1）省级项目办将配合国家项目办对项目进展情况开展考核评估。考核指标有两个，一是筛查任务完成率，要求达到 95% 以上；二是高危人群肺功能检查任务完成率，要求达到 100%。

（2）项目年度工作结束后，项目点项目办公室要将本年度项目执行情况（包括项目成效、存在问题和资金使用等）形成总结，报告省级项目办公室。

附录 2. 慢阻肺高危人群早期筛查
与综合干预项目干预手册
（慢阻肺高危人群Ⅰ）

对经过肺功能检查确认为慢阻肺高危人群Ⅰ（支气管舒张前 FEV1/FVC ≥ 0.7）的筛查对象，即刻开展干预。将慢阻肺高危人群Ⅰ干预宣传页发放给患者，进行第一次综合干预；在筛查 6 个月后电话随访受试者，了解第一次干预效果，进行第二次综合干预；12 个月后，对高危人群Ⅰ进行随访，开展问卷调查和肺功能检查；同时通过医保或疾控等部门获取高危人群全因住院信息及死亡信息。具体流程见表。

表 1 慢阻肺高危人群Ⅰ综合干预管理随访表

干预步骤	基线（筛选期）	随访期	
		第 6 个月	第 12 个月
干预形式	面对面	电话	面对面
签署书面知情同意	×		
依据筛查标准入组筛查人员	×		
肺功能检查	×		×
综合干预措施*	×	×	×
干预宣传页	×		
干预效果评估**		×	×

*综合干预措施包括健康教育、戒烟宣教、生活方式指导、症状监测、疫苗接种、体力活动指导等。具体见附件一。

**干预效果评估主要包括戒烟、运动训练、疫苗接种以及呼吸系统症状评估。具体见附件二。

附件一

请现场工作人员按照下述内容进行干预。

尊敬的居民朋友，您好。经过慢阻肺初步筛查，您现在是慢阻肺高危人群。虽然肺功能检查您的指标尚在正常范围内，但您已经具有了一些罹患慢阻肺的危险因素，请您详细阅读下面的宣教材料，了解慢阻肺及相关预防措施，及早改变生活方式，减少对肺的进一步伤害，争取不患慢阻肺。

我们将对您进行长期随访，为您的肺部健康保驾护航。每个人都是自己健康的第一责任人，改变从今天开始，让我们共同努力，对慢阻肺说"不"。

一、健康教育

1. 什么是慢阻肺？

慢性阻塞性肺疾病（简称慢阻肺）是一种可防、可治的慢性呼吸系统疾病，包括具有气流阻塞特征的慢性支气管炎以及肺气肿。该病危害大，影响患者生活质量和劳动能力，严重者会因呼吸衰竭、肺心病而死亡。主要症状包括慢性咳嗽、咳痰、喘憋，可以只存在一个或同时存在多个症状，疾病早期可能没有任何症状。致病因素主要包括吸烟（最重要的发病因素）、接触职业粉尘和化学物质、大气污染、室内污染、呼吸道感染等。

2. 尽早远离疾病危险因素

（1）戒烟，远离二手烟。

吸烟是慢阻肺最重要的危险因素。吸烟者慢阻肺患病风险显著高于不吸烟者，60岁以上吸烟人群患病率超过40%，且吸烟时间越长、吸烟量越大，慢阻肺患病风险越高。被动吸烟也可能导致呼吸道症状及慢阻肺的发生。

戒烟是目前能够有效改变慢阻肺预后的方法，尽管戒烟后丧失的肺功能很难恢复，但可以明显延缓肺功能的进行性恶化，并且可以更好地从相应的治疗（如氧疗）中获益。对于不吸烟的人，一定要远离二手烟的侵害。

（2）防范空气污染对身体的危害。

空气污染也是引起慢阻肺的原因之一。空气中的烟尘或二氧化硫明显增加，使得慢阻肺患者急性发作显著增多。大气中的 PM2.5 和 PM10 均与慢阻肺的发生有一定关系。

因此，在空气污染的时候，要尽量减少外出，即使要外出，也应该戴防雾霾口罩加以防范，回家后要及时清洗裸露的皮肤以及鼻孔。有条件者，家里可以使用空气净化器，并注意定期更换滤芯。

（3）警惕厨房油烟带来的危害。

做饭时的油烟，是不吸烟女性发生慢阻肺的重要原因。因此，做饭的时候一定要早开抽油烟机 3—5 分钟，做完饭后晚关抽油烟机 3—5 分钟。另外，有些农村地区还在用柴草、秸秆、木头、动物粪便等生物燃料生火做饭取暖，烟雾中含有害成分碳氧化物、硫氧化物、氮氧化物等，也会刺激呼吸道并诱发慢阻肺。可进行清洁炉灶改灶，或加强室内空气流通（如开窗或使用排气扇等），可以改善生物燃料暴露对人体的危害。

（4）避免呼吸道感染。

呼吸道感染是慢阻肺发病的另一个重要因素，病毒或细菌感染是慢阻肺急性加重的常见原因。因此，室内要保持空气新鲜，每日要做到通风半小时以上。在严冬季节或气候突变的时候，要注意保暖，及时增减衣物，室内温度要保持相对稳定，冬季室内温度应在 18—20℃为宜。另外，还要注意减少职业粉尘、化学物质的暴露，少去人口密集的公共场所，注意饮食均衡，适当坚持活动锻炼，增强体质。

3. 定期检查，进行疾病风险评估

（1）定期肺功能检查。

慢阻肺患者早期往往没有明显症状，只是咳嗽、咳痰，很多吸烟患者会认为是吸烟导致的，不以为意；慢慢会有胸闷、气短、气急或呼吸困难等情况，呼吸困难是最为常见的表现，但很多人会忽视。很多患者通常在一个偶然的小感冒并

导致急性加重之后，慢阻肺才暴露出来，而此时病情往往已经发展到中、重度，呼吸功能下降较严重。

肺功能检查对慢阻肺的早期诊断具有重要意义。建议长期吸烟者、慢性呼吸疾病患者、长期接触粉尘及有害气体等职业暴露者和有慢性咳嗽、咳痰、呼吸困难症状者每年检查肺功能，以便早发现、早治疗。40 岁以上人群建议每年常规体检时检查肺功能。

（2）自我检测或症状自测。

对于慢阻肺患者而言，自我检测的方式通常是通过症状来了解。例如在初期，慢阻肺患者经常会有明显的身体不适，表现为活动后气急，较同龄人走路减慢，爬坡或上楼气短加重，伴有咳嗽、咳痰，症状虽然不太突出，但应该多加留意，及早去医疗机构进行检查。"你经常每天咳嗽数次？""你经常有痰？""你是否比同龄人更容易感觉气短？""你的年龄是否超过 40 岁？""你现在是否吸烟或者你曾经吸烟？"针对这五个慢阻肺自测问题，如果有三个以上的答案选择了"是"，那么就应该及时向医生咨询，并进行肺功能检查，及早确定自己是否患上了慢阻肺。

4. 全面综合地进行健康管理和生活方式干预

（1）合理膳食，营养均衡。

对于慢阻肺高危人群，应关注自己的营养状态，体重有无明显下降，饮食结构是否合理。

（2）适度运动，贵在坚持。

适当的健身运动能够帮助慢阻肺高危人群提高全身的耐力，这对于改善心肺功能也是非常有帮助的。可以选择散步、快走、慢跑、太极拳这类全身都能锻炼的活动，状态好的还可以选择游泳、打球等。建议每周进行 3 次以上、每次 30 分钟以上中等强度运动。运动锻炼贵在坚持。运动锻炼后，心肺对日常活动的负荷能力就会不断提高，从而改善生活质量。此外，由于呼吸慢病可能存在一项或多项风险，因此对于高风险患者还需要加强体重、血糖和血脂等危险因素的控制。

（3）改变不良生活习惯。

完全戒烟和有效避免吸入二手烟，可以选择戒烟门诊、戒烟热线咨询以及通过药物来协助戒烟。此外，要限制酒精摄入量，限制盐的摄入量，均衡饮食，多吃蔬菜水果，多饮水。

注意外出锻炼的时机。很多人都有晨练的习惯，但在秋冬季节，早晨空气里氧含量少，不适合高危人群进行锻炼。可以改在下午两三点到傍晚落日前去空气清新的公园散步，这段时间空气中氧气含量最高。

二、戒烟宣教

吸烟是慢阻肺高危人群的重要特征。吸烟者有较高的呼吸系统症状发生及肺功能异常，慢阻肺发病率显著高于非吸烟者。

1. 戒烟的获益

世界卫生组织指出多达一半以上的吸烟者死于烟草相关疾病。吸烟者有较高的心脑血管疾病、恶性肿瘤等诸多疾病的发生风险。因此对于慢阻肺高危人群，戒烟不仅能延缓肺功能损害，亦能降低烟草相关疾病的发生，有极大的获益，越早戒烟越好。

2. 戒烟药物

戒烟药物是戒烟的重要方法之一，可以提高戒烟成功率。由于不同的戒烟药物存在不同的禁忌证，使用不当也会造成严重不良反应，因此需在专业医生进行评估后，再在医生的指导下使用戒烟药物。

3. 运动干预戒烟

运动也是戒烟的一项有效措施。运动可通过激活脑内奖赏系统从而降低对尼古丁等烟草成分的依赖，以降低对吸烟的渴求，从而达到戒烟的目的。此外，运动还能改善焦虑、抑郁、睡眠障碍等戒断症状。运动方式的选择无统一定论，患者可根据自身条件选择合适的运动方式。

三、生活方式指导

1. 营养干预

根据个人特点合理搭配食物。不能生吃的食材要做熟后食用；生吃的蔬菜水果等要洗净。生、熟食品要分开存放和加工。日常用餐时宜细嚼慢咽，保持心情平和，食不过量，但也要注意避免因过度节食影响必要的营养素摄入。少吃肥肉、烟熏和腌制肉制品，少吃高盐和油炸食品，控制添加糖的摄入量。

2. 运动干预

劳力性呼吸困难是慢阻肺高危人群最常见的症状，一提到运动，有些人就会产生抵触情绪，因为存在呼吸困难、一动就喘的现象，人们便会认为再去运动岂不是更加痛苦？实际上越是减少活动，越会加重肌肉萎缩及无力的状况，而肌肉的无力又会加重呼吸困难，从而形成恶性循环，导致躯体功能恶化。然而，有氧运动（如步行、游泳等）作为呼吸康复的核心，能改善呼吸困难，提高运动耐力和生活质量。

有条件的高危人群可以前往医院的康复科或当地的康复治疗中心评估，根据评估结果，医生会制定一套个体化的运动处方。运动处方可以在家中进行，其内容与形式与正常人相似，但相对来说更加简单易行，应该是"安全、有效、便捷"的运动方案，运动的原则不是"超越自我"而是"量力而行"。需明确的是，时间短亦比不运动好。

常见的下肢肌肉锻炼包括步行、快步走、慢跑、爬楼等；上肢肌肉锻炼则包括扔球、双上肢绕圈、重复提举重物平肩、羽毛球、乒乓球等；上肢肌运动比下肢运动节省力量，但更有助于提高呼吸功能。力量训练可以增加肌肉的力量和质量，常采用伸展弹力带、哑铃负荷运动等。呼吸训练则包括缩唇呼吸、腹式呼吸等。

3. 心理干预

拥有并保持良好的健康状况和生理机能被大部分人认为是与生俱来和理所当然的。但是，罹患慢性躯体疾病，丧失了部分生理功能，主观感受和日常活动再不能像以往一样良好和随性，社会和家庭角色就会受到影响，如婚姻、亲子关系等。

负性情绪是每个人都会经历的。不良情绪的特点，一是事出有因，例如事业上遇到挫折，生活中被家人、朋友误解等等；二是具有时限性，只要不追加新的刺激，一段时间后会自然衰减，经过自我调适，短时间内可以平复。

焦虑或抑郁状态的程度比负性情绪严重，可能事出有因，但也可能是无缘由的，并具有相关的核心症状。焦虑或抑郁障碍是疾病状态，精神心理障碍不经过治疗很难自行缓解。

慢阻肺高危人群的精神心理干预需由医学相关专业人员完成。对于轻度的抑郁焦虑状态，可进行适当的心理疏导，中度及以上的情况则建议使用系统药物治疗。

四、疫苗接种

疫苗接种是预防相应病原体感染的有效治疗手段，并可减少慢阻肺高危人群罹患肺炎的风险。目前我国已上市 23 价肺炎链球菌多糖疫苗（PPV23），可有效预防侵袭性肺炎链球菌的感染。建议慢阻肺高危人群肌肉 / 皮下注射 PPV23 1剂，2 剂 PPV23 间至少间隔 5 年，首次接种年龄 ≥ 65 岁者无须复种。

流感疫苗可预防流感发生或减轻流感相关症状，对流感病毒肺炎和流感继发细菌性肺炎有一定的预防作用。建议慢阻肺高危人群在每年流感季（11 月至次年 3 月）接种 1 剂。联合应用肺炎球菌疫苗和流感疫苗可降低老年患者的病死率。此外，对于从未接种百白破疫苗（Tdap 疫苗）的慢阻肺高危人群，建议补接种，以预防百日咳、白喉和破伤风的发生。

五、自我管理

自我管理可降低慢阻肺发病率，改善慢阻肺高危人群的生活质量。自我管理主要包括：戒烟、远离有害颗粒或者气体、预防呼吸道感染、注意饮食健康、适当锻炼、加强情绪管理、保持情绪稳定。

附件二

筛查对象完成基本筛查后 6 个月 ±1 周，电话随访筛查对象，了解第一次干预后的效果，以及筛查对象的行为改变情况。调查者可以通过在线 / 离线客户端完成下述评估表，离线收集时，在线联网后即刻上传到系统。

第一次随访问卷（V1，电话）				
姓名	编码	身份证号	联系方式	日期
1	您是否吸烟？（自基线，系统自动调出基线吸烟情况）		1= 是；0= 否，若是，跳至 2	
2	您是否已戒烟？		1= 是；0= 否，若您选否，跳至 2.1	
2.1	若您选否，请问为什么没有戒烟呢？		□烟瘾作用 □社交应酬 □工作或学习繁忙 □工作不顺利 □周围吸烟环境的影响 □习惯 □戒烟后体重增加 □生活中发生不愉快的事情 □其他，请说明 _____	
3	请问您平时是否运动？		1= 是；0= 否，若是，跳至 3.1	

3.1	请问您经常进行哪类运动？ （不定项选择）	□步行 □跑步 □骑车 □爬楼 □单杠、哑铃等 □跑步机、划船器等 □小球类运动（羽毛球、乒乓球等）
3.1	请问您经常进行哪类运动？ （不定项选择）	□打球类运动（篮球、足球等） □瑜伽、体操、舞蹈、跳绳 □其他，请说明 _____ □很少运动
3.2	若您运动，请问您平常运动的频率是多少？	□1—2 次 / 周 □3—5 次 / 周 □每天都运动 □30min 以内
3.3	若您运动，请问您一般每次运动的时间多长？	□0.5—1h □1—2h □2h 以上
操作者		

附录 3. 慢阻肺高危人群早期筛查与综合干预项目干预手册（慢阻肺高危人群 II）

对经过肺功能检查确认为慢阻肺高危人群 II（支气管舒张前 FEV1/FVC<0.7 但支气管舒张试验后 FEV1/FVC ≥ 0.7）的筛查对象，即刻开展干预。将慢阻肺高危人群 II 干预宣传页发放给患者，进行第一次综合干预；在筛查 6 个月后对受试者进行面对面随访，再次进行支气管舒张前后肺功能检查，了解肺功能动态变化以及第一次干预效果，同时进行第二次综合干预；12 个月后，对高危人群 II 进行随访，开展问卷调查和肺功能检查；同时通过医保或疾控等部门获取高危人群全因住院信息及死亡信息。具体流程见表 1。

表 1 慢阻肺高危人群 II 综合干预管理随访表

干预步骤	基线（筛选期）	随访期	
		第 6 个月	第 12 个月
干预形式	面对面	面对面	面对面
签署书面知情同意	×		
依据筛查标准入组筛查人员	×		
肺功能检查	×	×	×
综合干预措施*	×	×	×

干预步骤	基线（筛选期）	随访期	
		第 6 个月	第 12 个月
干预宣传页	×		
干预效果评估 **		×	×

*综合干预措施包括健康教育、戒烟宣教、生活方式指导、症状监测、疫苗接种、体力活动指导等(具体见附件一)。

** 干预效果评估主要包括戒烟、避免接触过敏原、运动训练、疫苗接种、呼吸系统症状及肺功能评估（具体见附件二）。

附件一

尊敬的居民朋友，您好。经过慢阻肺初步筛查，您现在是慢阻肺高危人群。您的肺功能检查已经有轻度的异常，有可能是疾病前期状态，需要高度警惕慢阻肺，请您详细阅读下面的宣教材料，了解慢阻肺及相关预防措施，及早改变生活方式，减少对肺的进一步伤害，争取不患慢阻肺。

我们将对您进行长期随访，为您的肺部健康保驾护航。每个人都是自己健康的第一责任人，改变从今天开始，让我们共同努力，对慢阻肺说"不"。

一、健康教育

1. 什么是慢阻肺?

慢性阻塞性肺疾病（简称慢阻肺）是一种可防、可治的慢性呼吸系统疾病，包括具有气流阻塞特征的慢性支气管炎以及肺气肿。该病危害大，影响患者生活质量和劳动能力，严重者会因呼吸衰竭、肺心病而死亡。主要症状包括慢性咳嗽、咳痰、喘憋，可以只存在一个或同时存在多个症状，疾病早期可能没有任何症状。致病因素主要包括吸烟（最重要的发病因素）、接触职业粉尘和化学物质、大气污染、室内污染、呼吸道感染等。

2. 尽早远离疾病危险因素

（1）戒烟，远离二手烟。

吸烟是慢阻肺最重要的危险因素。吸烟者慢阻肺患病风险显著高于不吸烟者，60 岁以上吸烟人群患病率超过 40%，且吸烟时间越长、吸烟量越大，慢阻肺患病风险越高。被动吸烟也可能导致呼吸道症状及慢阻肺的发生。

戒烟是目前能够有效改变慢阻肺预后的方法，尽管戒烟后丧失的肺功能很难恢复，但可以明显延缓肺功能的进行性恶化，并且可以更好地从相应的治疗（如氧疗）中获益。对于不吸烟的人，一定要远离二手烟的侵害。

（2）防范空气污染对身体的危害。

空气污染也是引起慢阻肺的原因之一。空气中的烟尘或二氧化硫明显增加，使得慢阻肺患者急性发作显著增多。大气中的 PM2.5 和 PM10 均与慢阻肺的发生有一定关系。

因此，在空气污染的时候，要尽量减少外出，即使要外出，也应该戴防雾霾口罩加以防范，回家后要及时清洗裸露的皮肤以及鼻孔。有条件者，家里可以使用空气净化器，并注意定期更换滤芯。

（3）警惕厨房油烟带来的危害。

做饭时的油烟，是不吸烟女性发生慢阻肺的重要原因。因此，做饭的时候一定要早开抽油烟机 3—5 分钟，做完饭后晚关抽油烟机 3—5 分钟。另外，有些农村地区还在用柴草、秸秆、木头、动物粪便等生物燃料生火做饭取暖，其烟雾中含有害成分碳氧化物、硫氧化物、氮氧化物等，也会刺激呼吸道并诱发慢阻肺。可进行清洁炉灶改灶，或加强室内空气流通（如开窗或使用排气扇等），可以改善生物燃料暴露对人体的危害。

（4）避免呼吸道感染。

呼吸道感染是慢阻肺发病的另一个重要因素，病毒或细菌感染是慢阻肺急性加重的常见原因。因此，室内要保持空气新鲜，每日要做到通风半小时以上。在严冬季节或气候突变的时候，要注意保暖，及时增减衣物，室内温度要保持相对稳定，冬季室内温度应在 18—20℃为宜。另外，还要注意减少职业粉尘、化学物质的暴露，少去人口密集的公共场所，注意饮食均衡，适当坚持活动锻炼，增强体质。

（5）其他。

地毯、沙发、绒制品等处的尘螨，动物的皮毛，接触冷空气，剧烈运动及食用易过敏食物等因素可能诱发此类高危人群的呼吸系统出现不适症状。因此，此类高危人群应注意针对性寻找和避免接触敏感因素，以免诱发呼吸困难等不适症状。室内不种花草，不养宠物，经常打扫卫生，清洗床上用品，在打扫时最好离开现场；避免冷空气、烟雾和灰尘。

3. 定期检查进行疾病风险评估

（1）定期肺功能检查。

慢阻肺患者早期往往没有明显症状，只是咳嗽、咳痰，很多吸烟患者会认为是吸烟导致的，不以为意；慢慢会有胸闷、气短、气急或呼吸困难等情况，呼吸困难是最为常见的表现，但很多人会忽视。很多患者通常在一个偶然的小感冒并导致急性加重之后，慢阻肺才暴露出来，而此时病情往往已经发展到中、重度，呼吸功能下降较严重。

肺功能检查对慢阻肺的早期诊断具有重要意义。建议长期吸烟者、慢性呼吸疾病患者、长期接触粉尘及有害气体等职业暴露者和有慢性咳嗽、咳痰、呼吸困难症状者每年检查肺功能，以便早发现、早治疗。40 岁以上人群建议每年常规体检时检查肺功能。

（2）自我检测或症状自测。

对于慢阻肺患者而言，自我检测的方式通常是通过症状来了解。例如在初期，慢阻肺患者经常会有明显的身体不适，表现为活动后气急，较同龄人走路减慢，爬坡或上楼气短加重，伴有咳嗽、咳痰，症状虽然不太突出，但应该多加留意，及早去医疗机构进行检查。

"你经常每天咳嗽数次？""你经常有痰？""你是否比同龄人更容易感觉气短？""你的年龄是否超过 40 岁？""你现在是否吸烟或者你曾经吸烟？"针对这五个慢阻肺自测问题，如果有三个以上的答案选择了"是"，那么就应该及时向医生咨询，并进行肺功能检查，及早确定自己是否患上了慢阻肺。

4. 全面综合地进行健康管理和生活方式干预

（1）合理膳食，营养均衡。

对于慢阻肺高危人群，应关注自己的营养状态，体重有无明显下降，饮食结构是否合理。

（2）适度运动，贵在坚持。

适当的健身运动能够帮助高危人群提高全身的耐力，这对于改善心肺功能也是非常有帮助的。可以选择散步、快走、慢跑、太极拳这类全身都能锻炼的活动，状态好的还可以选择游泳、打球等。鼓励每周进行 3 次以上、每次 30 分钟以上中等强度运动。运动锻炼贵在坚持。运动锻炼后，心肺对日常活动的负荷能力就会不断提高，从而改善生活质量。此外，由于呼吸慢病可能存在一项或多项风险，因此对于高风险患者还需要加强体重、血糖和血脂等危险因素的控制。

（3）改变不良生活习惯。

完全戒烟和有效避免吸入二手烟，可以选择戒烟门诊、戒烟热线咨询以及通过药物来协助戒烟。此外，要限制酒精摄入量，限制盐的摄入量，均衡饮食，多吃蔬菜水果，多饮水。

注意外出锻炼的时机。很多人都有晨练的习惯，但在秋冬季节，早晨空气里氧含量少，不适合高危人群进行锻炼。可以改在下午两三点到傍晚落日前去空气清新的公园散步，这段时间空气中氧气含量最高。

二、戒烟宣教

吸烟是慢阻肺高危人群的重要特征。吸烟者有较高的呼吸系统症状发生及肺功能异常，慢阻肺发病率显著高于非吸烟者。

1. 戒烟的获益

世界卫生组织指出多达一半以上的吸烟者死于烟草相关疾病。吸烟者有较高的心脑血管疾病、恶性肿瘤等诸多疾病的发生风险。因此对于慢阻肺高危人群，戒烟不仅能延缓肺功能损害，亦能降低烟草相关疾病的发生，有极大的获益，越早戒烟越好。

2. 戒烟药物

戒烟药物是戒烟的重要方法之一，可以提高戒烟成功率。由于不同的戒烟药物存在不同的禁忌证，使用不当也会造成严重不良反应，因此需在专业医生进行评估后，再在医生的指导下使用戒烟药物。

3. 运动干预戒烟

运动也是戒烟的一项措施。运动可通过激活脑内奖赏系统从而降低对尼古丁等烟草成分的依赖，以降低对吸烟的渴求，从而达到戒烟的目的。此外，运动还能改善焦虑、抑郁、睡眠障碍等戒断症状。运动方式的选择无统一定论，患者可根据自身条件选择合适的运动方式。

三、生活方式指导

1. 营养干预

根据个人特点合理搭配食物。不能生吃的食材要做熟后食用；生吃的蔬菜水果等要洗净。生、熟食品要分开存放和加工。日常用餐时宜细嚼慢咽，保持心情平和，食不过量，但也要注意避免因过度节食影响必要的营养素摄入。少吃肥肉、烟熏和腌制肉制品，少吃高盐和油炸食品，控制添加糖的摄入量。

2. 运动干预

劳力性呼吸困难是慢阻肺高危人群最多见的症状，一提到运动，有些人就会产生抵触情绪，因为存在呼吸困难、一动就喘的现象，人们便会认为再去运动岂不是更加痛苦？实际上越是减少活动，越会加重肌肉萎缩及无力的状况，而肌肉的无力又会加重呼吸困难，从而形成恶性循环，导致躯体功能恶化。然而，有氧运动（如步行、游泳等）作为呼吸康复的核心，能改善呼吸困难，提高运动耐力和生活质量。

有条件的高危人群可以前往医院的康复科或当地的康复治疗中心评估，根据评估结果，医生会制定一套个体化的运动处方。运动处方可以在家中进行，其内容与形式与正常人相似，但相对来说更加简单易行，应该是"安全、有效、便捷"的运动方案，运动的原则不是"超越自我"而是"量力而行"。需明确的是，时间短亦比不运动好。

常见的下肢肌肉锻炼包括步行、快步走、慢跑、爬楼等；上肢肌肉锻炼则包括扔球、双上肢绕圈、重复提举重物平肩、羽毛球、乒乓球等；上肢肌运动比下肢运动节省力量，但更有助于提高呼吸功能。力量训练可以增加肌肉的力量和质量，常采用伸展弹力带、哑铃负荷运动等。呼吸训练则包括缩唇呼吸、腹式呼吸等。

3. 心理干预

拥有并保持良好的健康状况和生理机能被大部分人认为是与生俱来和理所当然的。但是，罹患慢性躯体疾病，丧失了部分生理功能，主观感受和日常活动再不能像以往一样良好和随性，社会和家庭角色受到影响，如婚姻、亲子关系等。

负性情绪是每个人都会经历的。不良情绪的特点，一是事出有因，例如事业上遇到挫折，生活中被家人、朋友误解等等；二是具有时限性，只要不追加新的刺激，一段时间后会自然衰减，经过自我调适，短时间内可以平复。

焦虑或抑郁状态的程度比不良情绪严重，可能事出有因，但也可能是无缘由的，并具有相关的核心症状。焦虑或抑郁障碍是疾病状态，精神心理障碍不经过治疗很难自行缓解。

慢阻肺高危人群的精神心理干预需由医学相关专业人员完成。对于轻度的抑郁焦虑状态，可进行适当的心理疏导，对中度及以上的情况则建议使用系统药物治疗。

四、疫苗接种

疫苗接种是预防相应病原体感染的有效治疗手段，并可减少慢阻肺高危人群罹患肺炎的风险。目前我国已上市 23 价肺炎链球菌多糖疫苗（PPV23），可有效预防侵袭性肺炎链球菌的感染。建议慢阻肺高危人群肌肉 / 皮下注射 PPV23 1 剂，2 剂 PPV23 间至少间隔 5 年，首次接种年龄 ≥ 65 岁者无须复种。

流感疫苗可预防流感发生或减轻流感相关症状，对流感病毒肺炎和流感继发细菌性肺炎有一定的预防作用。建议慢阻肺高危人群在每年流感季（11 月至次年 3 月）接种 1 剂。联合应用肺炎球菌疫苗和流感疫苗可降低老年患者的病死率。此外，对于从未接种百白破疫苗（Tdap 疫苗）的慢阻肺高危人群，建议补接种，以预防百日咳、白喉和破伤风的发生。

五、自我管理

自我管理可降低慢阻肺发病率，改善高危人群的生活质量。自我管理主要包括：戒烟、远离有害颗粒或者气体、脱离过敏原、预防呼吸道感染、注意饮食健康、适当锻炼、加强情绪管理、保持情绪稳定。

附件二

筛查对象完成基本筛查后 6 个月 ±1 周，面对面随访筛查对象，了解第一次干预后的效果，以及筛查对象的行为改变情况，同时给筛查对象进行第二次支气管舒张前后的肺功能检查。调查者可以通过在线 / 离线客户端完成下述评估表，离线收集时，在线联网后即刻上传到系统。

第一次随访问卷（V1，面对面）				
姓名	编码	身份证号	联系方式	日期
1	您是否吸烟？（自基线，系统自动调出基线吸烟情况）	1= 是；0= 否，若是，跳至 2		
2	您是否已戒烟？	1= 是；0= 否，若您选否，跳至 2.1		
2.1	若您选否，请问为什么没有戒烟呢？	□烟瘾作用 □社交应酬 □工作或学习繁忙 □工作不顺利 □周围吸烟环境的影响 □习惯 □戒烟后体重增加 □生活中发生不愉快的事情 □其他，请说明 _____		
3	您是否患有过敏性鼻炎、过敏性结膜炎、支气管哮喘？	1= 是；0= 否		
4	请问您平时是否运动？	1= 是；0= 否，若是，跳至 4.1		

4.1	请问您经常进行哪类运动? (不定项选择)	□步行 □跑步 □骑车 □爬楼 □单杠、哑铃等 □跑步机、划船器等
4.1	请问您经常进行哪类运动? (不定项选择)	□小球类运动(羽毛球、乒乓球等) □大球类运动(篮球、足球等) □瑜伽、体操、舞蹈、跳绳 □其他,请说明 _____
4.2	若您运动,请问您平常运动的频率是多少?	□很少运动 □1—2 次 / 周 □3—5 次 / 周 □每天都运动
4.3	若您运动,请问您一般每次运动的时间有多长?	□30min 以内 □0.5—1h □1—2h □2h 以上
操作者		

附录4.慢阻肺高危人群早期筛查与综合干预项目干预手册（慢阻肺患者）

对经过肺功能检查拟诊为慢阻肺（支气管舒张前 FEV1/FVC<0.7 且支气管舒张试验后仍 FEV1/FVC<0.7）的筛查对象，建议筛查对象到上级医院由呼吸专科医生做进一步明确诊断和治疗，开展即刻干预；1 个月后电话随访，了解其在上级医院的确诊结果和治疗方案；3 个月后，电话随访慢阻肺患者，了解其是否戒烟、是否遵照治疗方案治疗等，同时进行第二次综合干预；12 个月后，对慢阻肺患者进行随访，开展问卷调查和肺功能检查；同时通过医保或疾控等相关部门获取慢阻肺患者疾病急性加重住院信息、全因住院信息及死亡信息。具体流程见表1。

表 1 慢阻肺患者综合干预管理随访表

干预步骤	基线（筛选期）	随访期		
		第 1 个月	第 3 个月	第 12 个月
干预形式	面对面	电话	电话	面对面
签署书面知情同意	×			
依据筛查标准入组筛查人员	×			
肺功能检查	×			×

干预步骤	基线（筛选期）	随访期		
		第 1 个月	第 3 个月	第 12 个月
综合干预措施 *		×	×	×
干预宣传页	×			
诊治评估 **		×		
干预效果评估 ***			×	×

* 综合干预措施包括疾病相关知识宣教、戒烟干预、疫苗接种、康复指导等（具体见附件一）。

** 诊治评估主要询问筛查对象是否被呼吸专科医生确诊为慢阻肺以及是否开始治疗（具体见附件二）。

*** 干预效果评估主要包括戒烟、呼吸康复、疫苗接种、呼吸系统症状等的评估（具体见附件三）。

附件一

尊敬的居民朋友，您好。经过慢阻肺初步筛查，您现在是拟诊（疑似）慢阻肺患者。您的肺功能初步检查已经达到慢阻肺的诊断标准，请您到上级医院进一步就诊，由呼吸专科医生给您明确诊断，并制定治疗方案。请您详细阅读下面的宣教材料，了解慢阻肺预防及诊治相关知识，改变不良生活方式，早诊早治慢阻肺，减缓疾病进展，减少疾病给您个人和家庭带来的危害。

每个人都是自己健康的第一责任人，我们将对您进行长期随访，与您一起应对慢阻肺的危害，让我们共同努力，减少疾病进展和由此带来的疾病负担。

一、宣教

1. 什么是慢阻肺

慢性阻塞性肺疾病（简称慢阻肺）是一种可防、可治的慢性呼吸系统疾病，包括具有气流阻塞特征的慢性支气管炎以及肺气肿。该病危害大，影响患者生活质量和劳动能力，严重者会因呼吸衰竭、肺心病而死亡。主要症状包括慢性咳嗽、咳痰、喘憋，可以只存在一个或同时存在多个症状，疾病早期可能没有任何症状。致病因素主要包括吸烟（最重要的发病因素）、接触职业粉尘和化学物质、大气污染、室内污染、呼吸道感染等。

2. 尽早远离疾病危险因素

（1）戒烟，远离二手烟。

吸烟是慢阻肺最重要的危险因素。研究表明，吸烟者慢阻肺患病风险显著高于不吸烟者，60岁以上吸烟人群患病率超过40%，且吸烟时间越长、吸烟量越大。慢阻肺患病风险越高。被动吸烟也可能导致呼吸道症状及慢阻肺的发生。

戒烟是目前能够有效改变慢阻肺预后的方法，尽管戒烟后丧失的肺功能很难恢复，但可以明显延缓肺功能的进行性恶化，并且可以更好地从相应的治疗（如氧疗）中获益。

对于不吸烟的人，一定要远离二手烟的侵害。

（2）防范空气污染对身体的危害。

空气污染也是引起慢阻肺的原因之一。空气中的烟尘或二氧化硫明显增加，使得慢阻肺患者急性发作显著增多。大气中的 PM2.5 和 PM10 均与慢阻肺的发生有一定关系。

因此，在空气污染的时候，要尽量减少外出，即使要外出，也应该戴防雾霾口罩加以防范，回家后要及时清洗裸露的皮肤以及鼻孔。有条件者，家里可以使用空气净化器，并注意定期更换滤芯。

（3）警惕厨房油烟带来的危害。

做饭时的油烟，是不吸烟女性发生慢阻肺的重要原因。因此，做饭的时候一定要早开抽油烟机 3—5 分钟，做完饭后晚关抽油烟机 3—5 分钟。另外，有些农村地区还在用柴草、秸秆、木头、动物粪便等生物燃料生火做饭取暖，其烟雾中含有害成分碳氧化物、硫氧化物、氮氧化物等，也会刺激呼吸道并诱发慢阻肺。可进行清洁炉灶改灶，或加强室内空气流通（如开窗或使用排气扇等），可以改善生物燃料暴露对人体的危害。

（4）避免呼吸道感染。

呼吸道感染是慢阻肺发病和加剧的另一个重要因素，病毒或细菌感染是慢阻肺急性加重的常见原因。因此，室内要保持空气新鲜，每日要做到通风半小时以上。在严冬季节或气候突变的时候，要注意保暖，及时增减衣物，室内温度要保持相对稳定，冬季室内温度应在 18—20℃为宜。另外，还要注意减少职业粉尘、化学物质的暴露，少去人口密集的公共场所，注意饮食均衡，适当坚持活动锻炼，增强体质。

3. 应全面综合地进行健康管理和生活方式干预

（1）合理膳食，营养均衡。

对于慢阻肺患者，应关注自身营养状态、体重有无明显下降、饮食结构是否合理。

（2）适度运动。

适当的运动能够帮助慢阻肺患者提高全身的耐力，如散步、慢跑、太极拳等。运动锻炼贵在坚持，通过运动锻炼，可提高心肺对日常活动的负荷能力，从而改善患者的生活质量。

（3）改变不良生活习惯。

完全戒烟和有效避免吸入二手烟，可以选择戒烟门诊、戒烟热线咨询以及通过药物来协助戒烟。此外，要限制酒精摄入量，饮食宜清淡，限制盐的摄入量，少吃辛辣食品，多吃蔬菜水果，多饮水。

注意外出锻炼的时机。很多人都有晨练的习惯，但在秋冬季节，早晨空气氧含量低，不适合慢阻肺患者进行锻炼。可以在下午两三点到傍晚落日前去空气清新的公园散步，这段时间空气中氧含量最高。

二、戒烟干预

吸烟是慢阻肺最主要的危险因素，戒烟是慢阻肺最有效的干预措施。吸烟会导致慢阻肺患者药物治疗效果不佳。

1. 戒烟的获益

世界卫生组织指出多达一半以上的吸烟者死于烟草相关疾病。吸烟者有较高的心脑血管疾病、恶性肿瘤等诸多疾病的发生风险。因此对于慢阻肺患者，戒烟不仅能延缓肺功能损害，亦能降低烟草相关疾病的发生，有极大的获益，越早戒烟越好。

2. 戒烟药物

戒烟药物是戒烟干预重要的方法之一，可以提高戒烟成功率。由于不同的戒烟药物存在不同的禁忌证，使用不当也会造成严重不良反应，因此需在专业医生进行评估后，再在医生的指导下使用戒烟药物。

3. 运动干预戒烟

运动也是戒烟的一项干预措施。运动可通过激活脑内奖赏系统从而降低对尼古丁等烟草成分的依赖，以降低对吸烟的渴求，从而达到戒烟的目的。此外，运动还能改善焦虑、抑郁、睡眠障碍等戒断症状。运动方式的选择无统一定论，患者可根据自身条件选择合适的运动方式。

三、生活方式干预

1. 营养干预

超过 60% 的慢阻肺患者存在营养不良状况，严重影响患者的身体健康。对合并营养不良的慢阻肺患者应该进行营养干预。营养干预包括肠内营养和肠外营养，前者包括口服、胃肠造口、鼻胃管等。考虑到肠内营养较肠外营养并发症少，因此对于需要营养支持的慢阻肺患者，肠内营养应该成为首选方法。

可经口进食的慢阻肺患者可采用口服补充营养液的方案，而通过饮食无法满足营养物质需要的慢阻肺患者，如果其胃肠道功能基本正常，可通过鼻饲管肠内营养。对于无法进行肠内营养或通过肠内营养不能满足营养需要的慢阻肺患者，建议选择肠外营养支持。

2. 康复指导

劳力性呼吸困难是慢阻肺患者最多见的症状，一提到运动，有些慢阻肺患者就会产生抵触情绪，因为存在呼吸困难、一动就喘的现象，患者便会认为再去运动岂不是更加痛苦？实际上越是减少活动，越会加重肌肉萎缩及无力的状况，而肌肉的无力又会加重患者的呼吸困难，从而形成恶性循环，导致病情反复急性加重及躯体功能恶化。然而，对于稳定期慢阻肺患者来说，有氧运动作为呼吸康复的核心，在慢阻肺的治疗中与药物的使用同等重要，能改善呼吸困难，提高运动耐力和生活质量。

在呼吸康复之前，建议前往医院康复科或当地康复治疗中心评估，根据评估结果，医生会制定一套个体化的运动处方。运动处方可以在家中进行，其内容与形式与正常人相似，但相对来说更加简单易行，应该是"安全、有效、便捷"的运动方案，运动的原则不是"超越自我"而是"量力而行"。需明确的是，时间短亦比不运动好。

常见的下肢肌肉锻炼包括步行、快步走、慢跑、爬楼等；上肢肌肉锻炼则包括扔球、双上肢绕圈、重复提举重物平肩、羽毛球、乒乓球等；上肢运动比下肢运动节省力量，但更有助于提高呼吸功。力量训练可以增加肌肉的力量和质量，常采用伸展弹力带、哑铃负荷运动等。呼吸训练则包括缩唇呼吸、腹式呼吸等。

每次运动建议 20—30 分钟；每周 2—5 次，8—12 周为一个疗程。对于无法耐受持续运动的患者，可利用休息时间完成间歇训练，同样能够从中受益。在运动过程中注意监测血氧饱和度，血氧饱和度不能低于 90%。完成一个运动康复训练疗程后，就需要定期（8—12 周）进行门诊复查，方便医生随访评估康复进展情况，以随时调整处方达到最佳康复效果。

3. 心理干预

拥有并保持良好的健康状况和生理机能被大部分人认为是与生俱来和理所当然的。但是，罹患慢性躯体疾病，丧失了部分生理功能，主观感受和日常活动再不能像以往一样良好和随性，社会和家庭角色受到影响，如婚姻、亲子关系等。

负性情绪是每个人都会经历的。不良情绪的特点，一是事出有因，例如事业上遇到挫折，生活中被家人、朋友误解等等；二是具有时限性，只要不追加新的刺激，一段时间后会自然衰减，经过自我调适，短时间内可以平复。

焦虑或抑郁状态的程度比不良情绪严重，可能事出有因，但也可能是无缘由的，并具有相关的核心症状。焦虑或抑郁障碍是疾病状态，精神心理障碍不经过治疗很难自行缓解。

慢阻肺患者的精神心理干预需由医学相关专业人员完成。对于轻度的抑郁焦虑状态，可进行适当的心理疏导，中度及以上的情况则建议使用系统药物治疗。

四、疾病监测

1. 监测呼吸症状

慢阻肺患者早期往往没有明显症状，只是咳嗽、咳痰，很多吸烟患者会认为是吸烟导致的，不以为意；慢慢会有胸闷、气短、气急或呼吸困难等情况，呼吸困难是慢阻肺最显著的特征，开始比较轻微，爬坡或上楼时才显现出来。随着疾病进展，症状会逐渐加重，甚至走平路或从事日常家务活动也会出现呼吸困难症状，而气候变化、受凉感冒往往会导致上述症状加重。慢阻肺患者需长期监测呼吸道症状。如果症状逐渐加重、反复发生、药物不能很好控制，需要找呼吸专科医生进一步诊治。

2. 定期检查肺功能

肺功能检查是诊断慢阻肺的"金标准"，对慢阻肺患者肺功能受损的严重程度、疾病进展、预后及治疗反应等具有重要意义。慢阻肺患者应每年至少进行一次肺功能检查。

3. 定期检查合并症

慢阻肺患者常合并其他疾病即合并症，对疾病进展、就诊、住院和病死率有显著影响。慢阻肺合并症主要包括：心血管疾病、骨质疏松、焦虑和抑郁、肺癌、代谢综合征和糖尿病、胃食管反流病、支气管扩张、阻塞性睡眠呼吸暂停。有些合并症的症状与慢阻肺类似，可能被忽视，例如心力衰竭导致的呼吸困难。慢阻肺本身也是对其他疾病预后产生不良影响的重要合并症。因此，建议慢阻肺患者每年行低剂量胸部 CT 及血压、血糖、血脂、心电图等检查，并及时就诊评价合并症、优化治疗。

五、药物干预

支气管舒张剂是慢阻肺的基础一线治疗药物，可通过松弛气道平滑肌扩张支气管，改善气流受限，从而缓解气促、增加运动耐力、改善肺功能和降低急性加重风险。与口服药物相比，吸入制剂的疗效和安全性更优，因此多首选吸入治疗。

对于使用支气管舒张剂联合吸入激素治疗的稳定期患者，需警惕吸入激素常见的不良反应，如口腔念珠菌感染，喉部刺激、咳嗽、声嘶等。建议吸入含激素的吸入制剂后，及时漱口，防止上述不良反应发生。此外，对于吸入药物的使用，慢阻肺患者应掌握正确的吸入装置使用方法，注意吸气流速以及手口协调操作能力。

对所有慢阻肺患者，都应遵照"评估—回顾—调整"长期随访的管理流程。启动初始治疗后，患者应注意观察对治疗的反应。若疗效欠佳，建议及时就诊，以明确识别任何可能影响治疗效果的因素，依据医生的建议，及时调整治疗方案；

如果起始治疗的效果较好，则维持原治疗方案，但亦需门诊规律随诊。

六、疫苗接种

疫苗接种是预防相应病原体感染的有效治疗手段。流行性感冒（流感）疫苗接种可降低慢阻肺患者的严重程度和病死率。23 价肺炎球菌多糖疫苗接种可降低 65 岁以下慢阻肺患者社区获得性肺炎的发病率。在慢阻肺患者中，尤其是年龄 >65 岁的患者，推荐每年接种流感疫苗和每 5 年接种肺炎球菌疫苗。此外，对于从未接种百白破疫苗（Tdap 疫苗）的慢阻肺患者，建议补接种，以预防百日咳、白喉和破伤风的发生。

七、患者自我管理

自我管理干预可降低慢阻肺患者呼吸相关住院和所有原因住院的可能性，改善生活质量，并且具有降低死亡率的可能。慢阻肺患者自我管理主要包括：识别并避免危险因素、早期识别病情恶化、了解赴医院就诊的时机、按时接种疫苗、掌握基础治疗方法（如排痰技巧）、控制病情技巧（如腹式呼吸及缩唇呼吸等）、掌握慢阻肺治疗药物及吸入装置的正确使用、掌握氧疗及其使用方法、注意事项等。

附件二

对筛查对象完成基本筛查后 1 个月 ±1 周，电话随访筛查对象，了解上级医院呼吸专科医生的确诊情况及治疗情况。调查者可以通过在线 / 离线客户端完成下 述评估表，离线收集时，在线联网后即刻上传到系统。

第一次随访问卷（V1，电话）				
姓名	编码	身份证号	联系方式	日期
1	您是否被呼吸专科医生确诊为慢阻肺？	1= 是；0= 否；2= 未就诊 *；3= 失访 ***		
2	若您选是，请问是否给予吸入药物治疗？	1= 是；0= 否□ *		
3	若您不是慢阻肺，请问呼吸专科医生诊断您患什么疾病？	□慢性支气管炎　　□肺气肿　　□支气管哮喘　　□支气管扩张 □肺部感染　　□间质性肺炎　　□肺癌　　□肺不张　　□正常 □其他 _____		
操作者				

未就诊 *：3 个月时再次随访此问卷，若仍未就诊，不再随诊。

失访 **：不同时间 3 次电话本人 / 第一联系人均未接听。

附件三

筛查对象完成基本筛查后 3 个月 ±1 周，进行第二次电话随访，了解筛查对象的治疗情况、行为改变情况，以及干预效果，同时给予第二次综合干预。调查者可以通过在线/离线客户端完成下述评估表，离线收集时，在线联网后即刻上传到系统。

第二次随访问卷（V2，电话）					
姓名		编码	身份证号	联系方式	日期
1	您是否吸烟？（自基线，系统自动调出基线吸烟情况）		1= 是；0= 否□ □ 若是，跳至 2		
2	您是否已戒烟？		1= 是；0= 否□ □ 若选否，跳至 2.1		
2.1	若选否，请问为什么没有戒烟呢？		□烟瘾作用 □社交应酬 □工作或学习繁忙 □工作不顺利 □周围吸烟环境的影响 □习惯 □戒烟后体重增加 □生活中发生不愉快的事情 □其他，请说明 _____		
3	呼吸困难问卷（mMRC），填写当前情况 关于您日常活动时感到呼吸困难的程度，请选择最符合情况的一项 □ 0 级　我只在剧烈运动时才会感到呼吸困难。 □ 1 级　我在平地急行、爬楼梯或爬斜坡时会感到呼吸困难。 □ 2 级　我因气短会比同龄人走得慢，或按自己步伐行走时需停下来休息。 □ 3 级　我在平地行走 100 米或走几分钟后需要停下来休息。 □ 4 级　我因为呼吸困难而不能出门或影响到穿衣或脱衣。				

4	CAT 评分（填写过去 4 周情况），以下每一项，请选择能最好地描述您目前状况的分数自评		
4	我从不咳嗽	○0○1○2○3○4○5	我总是咳嗽
	我肺里一点痰也没有	○0○1○2○3○4○5	我肺里有很多很多痰
	我一点也没有胸闷感觉	○0○1○2○3○4○5	我有很重胸闷的感觉
	当爬坡或爬一层楼梯时，我并不感觉喘不过气来	○0○1○2○3○4○5	当爬坡或爬一层楼梯时，感觉非常喘不过气来
	我在家里任何活动都不受慢阻肺影响	○0○1○2○3○4○5	我在家里任何活动都很受慢阻肺影响
	尽管我有肺病，我还是有信心外出	○0○1○2○3○4○5	因为有肺病，对于外出我完全没有信心
	我睡得好	○0○1○2○3○4○5	因有肺病，我睡得不好
	我精力旺盛	○0○1○2○3○4○5	我一点精力都没有
	CAT 总分（得分总和）：_____分		
5	目前是否使用吸入药物	1= 是；0= 否□ □	
	若选是，吸入药物名称及种类	**CS+LABA+LAMA** ○ 布地奈德格隆溴铵富马酸福莫特罗 (布地格福) ○ 糠酸氟替卡松乌美溴铵维兰特罗 (全在乐) **ICS+LABA** ○ 沙美特罗替卡松（舒利迭） ○ 布地奈德福莫特罗（信必可都保） **LAMA+LABA** ○ 乌美溴铵维兰特罗（欧乐欣） ○ 噻托溴铵奥达特罗（思合华） ○ 茚达特罗格隆溴铵（杰润） ○ 格隆溴铵富马酸福莫特罗（百沃平） **ILABA** ○ 茚达特罗（昂润） **LAMA** ○ 噻托溴铵（思力华） ○ 噻托溴铵（能倍乐）、噻托溴铵（天晴速乐）	

5	若选是，吸入药物名称及种类	SABA ○ 沙丁胺醇（万托林） ○ 特布他林（博利康尼） SAMA ○ 异丙托溴胺（爱全乐） ○ 其他
6	目前是否使用口服药物治疗	1= 是；0= 否□ □
	若选是，口服药物名称及种类	茶碱类 ○ 氨茶碱 ○ 茶碱缓释片 支扩剂 ○ 沙丁胺醇片 ○ 特布他林片 激素 ○ 泼尼松 ○ 泼尼松龙 ○ 甲泼尼龙 ○ 地塞米松 其他 _____ 化痰药 ○ 盐酸氨溴索 ○ 乙酰半胱氨酸 ○ 羧甲司坦 中药 ○ 药名 _____
7	请问您平时是否运动?	1= 是；0= 否，若是，跳至 7.1
7.1	请问您经常进行哪类运动? （不定项选择）	□步行 □跑步 □骑车 □爬楼 □单杠、哑铃等 □跑步机、划船器等 □小球类运动（羽毛球、乒乓球等） □大球类运动（篮球、足球等）

7.1	请问您经常进行哪类运动？ （不定项选择）	□瑜伽、体操、舞蹈、跳绳 □其他，请说明 _____
7.2	若您运动，请问平常运动的 频率是？	□很少运动 □ 1—2 次 / 周 □ 3—5 次 / 周 □每天都运动
7.3	若您运动，请问您一般每次运动的 时间多长？	□ 30min 以内 □ 0.5—1h □ 1—2h □ 2h 以上
操作者